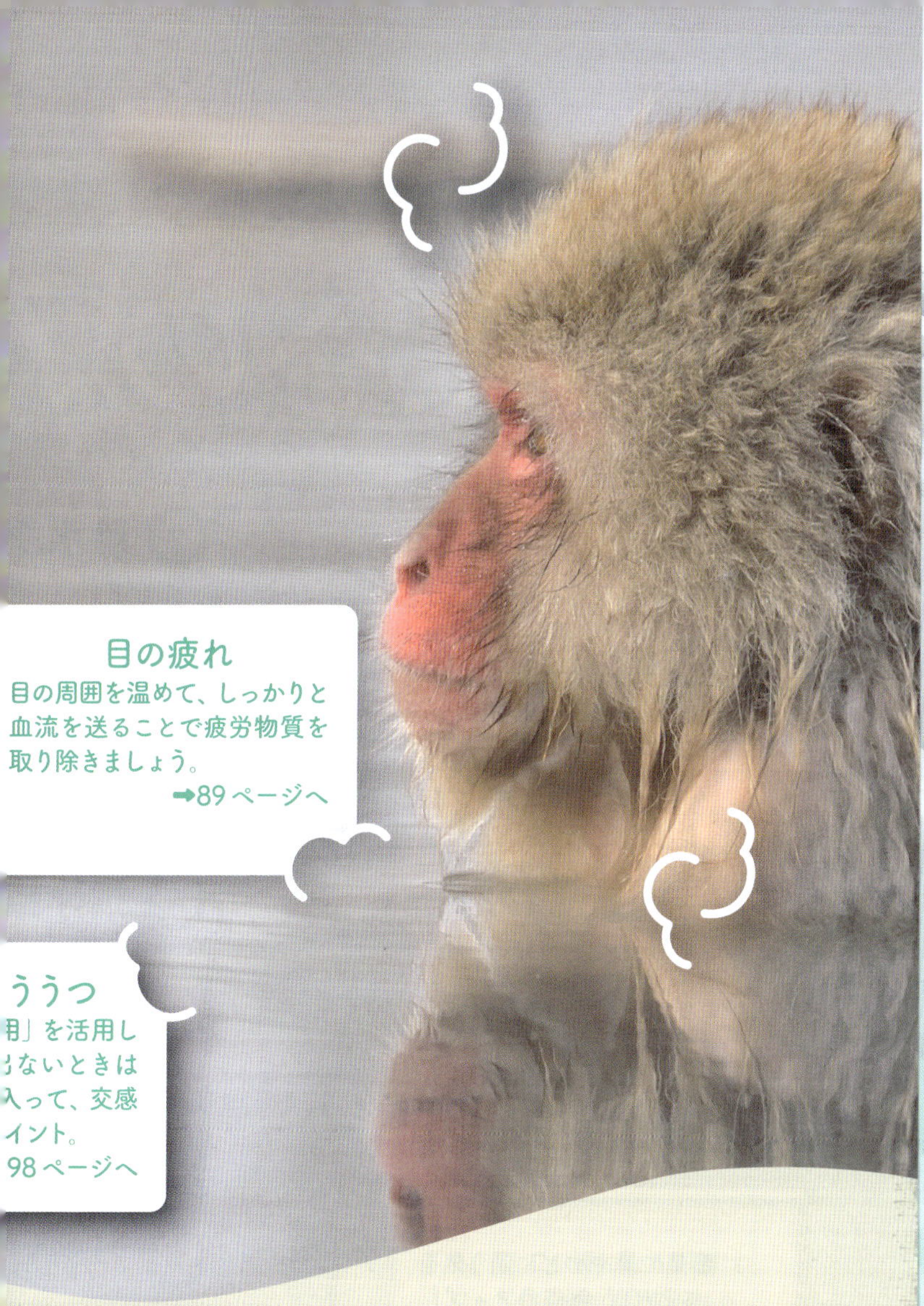

目の疲れ

目の周囲を温めて、しっかりと血流を送ることで疲労物質を取り除きましょう。

➡89 ページへ

ううつ

用」を活用し
けないときは
入って、交感
イント。

98 ページへ

ージ)、冷え性(113 ページ)、アトピー性皮膚炎(117 ページ)、
6 ページ)、加齢臭・二日酔い(130 ページ)、
障害(137 ページ)

がんばりすぎのあなたへ

疲れを癒《いや》す入浴法

疲労感

温度は 40℃、全身浴で肩までしっかり浸かりましょう。
体をしっかり温めて、血流をよくするのがポイント。

➡68 ページへ

不眠症

入浴は就寝の 1〜2 時間前に。
一度体を温めて、体温が下がるタイミングと布団に入るタイミングを合わせましょう。

➡75 ページへ

肩こり・首こり・腰痛

全身浴で、しっかり体を温めること。
肩や首を回すなど、軽い運動で筋肉をほぐしましょう。

➡93 ページへ

落ち込み・ゆ

入浴の「不安軽減作
ましょう。やる気が
42℃のお湯に 5 分間
神経を刺激するのがポ

こんな不調にも効きます！

風邪（104 ページ）、胃痛・神経痛（109 ペ
高血圧・低血圧（122 ページ）、花粉症（12
痛風（134 ページ）、生理痛・PMS・更年期

お風呂研究20年、
3万人を調査した
医者が考案

博士（医学）／温泉療法専門医
東京都市大学教授
早坂信哉

最高の
入浴《にゅうよく》法《ほう》

大和書房

はじめに

結局、最高の健康法は「入浴」だった

私は、これまで20年にわたって「お風呂・温泉」について医学的に研究し、延べ3万8000人の入浴を調査してきました。

その経験から確信したことがあります。

それは「入浴こそ、一般の方が実践できる、もっとも優れた健康法」だということです。

手軽で安価、毎日無理なく実践できて、しかも効果は抜群。

こんな「最高の健康増進ツール」が、全国各地、ほとんどの家に備え付けられている国は、世界で日本だけでしょう。

「お風呂に入るのは確かに気持ちいいけど、本当にそんなに健康にいいの?」

そう思われる方もいると思います。

お風呂は、日本人にとってあまりに身近なもの。そのため気づきにくいのですが、入浴の健康作用は、実は医学的にも明らかにされています。

免疫機能のアップ、自律神経の調整、血流改善、基礎代謝・体内酵素《こうそ》の活性化、精神的ストレスの軽減など、驚くほど様々な効果があるのです。

日本は長寿大国として名高いですが、その寿命の長さにも「日本の風呂文化」が一役買っているのではないか、とする研究もあるほどです。

近年では「湯船に浸からず、シャワーだけ」という方も増えています。

しかし、それは、あまりにももったいないこと。

私たちの研究チームによる調査で「毎日、湯船に浸かること」の健康効果として次のような結果が明らかになっています。

たった1℃の違いで、体への効果が変わる！

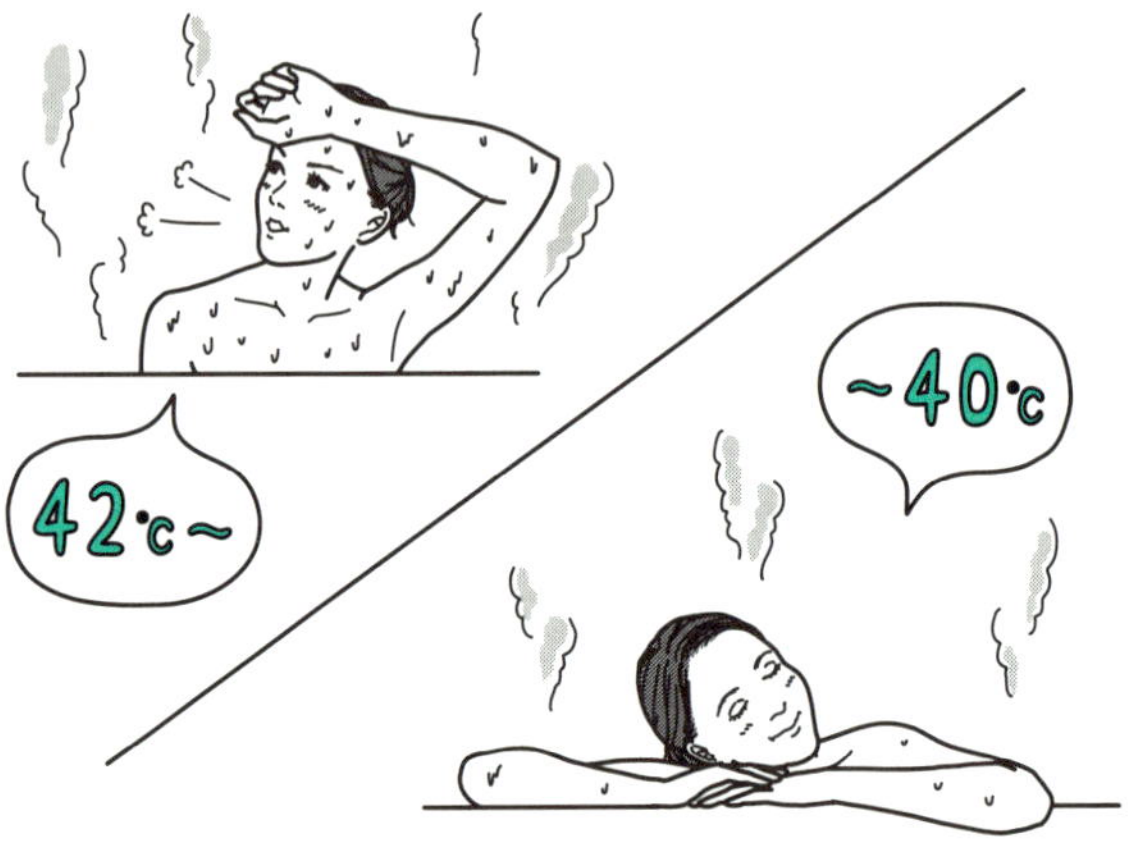

◎睡眠の質が向上する。
◎主観的健康感（自覚する健康状態）がよくなる。
◎「幸福度」が高くなる。
◎3年後、要介護状態になるリスクが29％減少する。

詳しくは本文で述べていますが、毎日湯船に浸かることで、これだけの効果が期待できるのです。しかし、そのためには「医学的に正しい入浴法」をしていただく必要があります。

なぜなら「たった1℃」の違いで、体に与える影響は大きく変わってくるからです。せっかく健康のためにお風呂に入っても、場合によってはそれが体に負担をかけてしまうこともあるのです。

本書には、これまで報告されてきた医学研究結果や、私が20年間かけてきた入浴研究の「エッセンス」を、一般の方が実践しやすい形で凝縮しました。

第1章は、入浴がもたらす素晴らしい効果について詳しく説明しています。

第2章は、主に「疲労回復のための入浴法」を紹介しています。

第3章は、悩んでいる方が多い、様々な不調別の入浴法です。

第4章は、日本人が大好きな温泉の「医学的に正しい入り方」を紹介しています。

第5章は、スキンケアの章。健康できれいな肌を保つためのコツを伝授します。

それぞれの関心や症状に応じた章からお読みください。

「最高の入浴法」で、日々の疲れやつらい不調を癒し、元気な毎日を送っていただけたら幸いです。

お風呂研究20年、
3万人を調査した医者が考案
最高の入浴法

目次

第2章 「寝てもとれない疲れ」を解消する入浴法

第3章 つらい症状に効く！ 不調別の入浴法

第4章

効能アップ！

医学的に正しい「温泉の入り方」

第5章 お風呂で「健康美肌」をつくる

本書を読む前に

・お湯の温度は、1℃の違いで体に与える効果が変わります。自宅の浴槽《よくそう》に温度調節機能がない場合は、お風呂用の「湯温計」のご利用をおすすめします。ホームセンターや、デパートのベビー用品コーナーなどで販売されています。

・本書に掲載されている入浴法は、様々な医学的研究の結果から、その効果が一般的に期待されるものです。ただし、個人の体質や疾患の性質により、その効果には個人差があります。症状が緩和しない場合、主治医に相談してください。

第1章

最新の研究でわかった！
入浴のすごい健康効果

日本は、世界一の「お風呂先進国」

数年前に『テルマエ・ロマエ』（ヤマザキマリ／エンターブレイン）という漫画が大ヒットしたことはみなさんの記憶にも新しいでしょう。

この漫画は「古代ローマ人が現代日本にタイムスリップしてしまい、日本の風呂・入浴文化に驚く」というとてもユニークな設定で、２０１２年には阿部寛さん主演で映画化もされました。

作者であるヤマザキマリさんもお風呂好きのようで、私が監修者として関わった雑誌のインタビューでも、

「シャワーで済ませる海外での暮らしが長いこともあって、ゆっくり湯船に浸かり、

リラックスできる日本のお風呂への思いが募《つの》っていました」（「一個人」2018年2月号より）

と語っておられました。

海外での生活経験がある方は、ヤマザキさんと同じ思いを抱いたことがあるかもしれません。

興味深いことに、**全世界、約200か国の中で、「毎日のように湯船に浸かる習慣を持つ国」は日本だけ**なのです。

まさに**「世界一の風呂好き民族」**と言っても過言ではないでしょう。

海外では、バスルームは「シャワーのみ」というケースが多いですし、バスタブが設置されていたとしても、それは「ゆっくり浸かってリフレッシュ」というより、あくまで「髪や体を洗うためのスペース」という位置づけです。また、毎日お湯を溜《た》める習慣を持つ人も多くありません。

古代ローマ人は、社交場・娯楽施設としての「テルマエ（=公衆の共同浴場）」をこよなく愛していましたが、その文化は年月を経るにつれて失われ、現代のイタリアでは「シャワーのみ」が一般的のようです。

人類とお風呂文化

もちろん、入浴は日本人と古代ローマ人の専売特許ではありません。諸外国においても、その健康効果は、公衆衛生や医学の観点から注目されてきました。

現代ではシャワーが一般的なアメリカですが、開拓時代、不衛生な環境を原因とした疫病《えきびょう》に悩まされたことから、「衛生維持」という観点での入浴が広まったという歴史もあります。

ヨーロッパでは「温泉療法」が盛んに研究されており、フランス・イタリア・ドイツでは、温泉療法に医療保険が適用されています（日本では、一部例外があるものの、保険適用外です）。

アイスランドの温泉湖「ブルーラグーン」は、メディアでもたびたびとりあげられますから、ご存じの方も多いでしょう。その他、ハンガリーやチェコなどにも有名な温泉保養地があります。

アジアにおいては、台湾も日本同様「温泉大国」です。国内に100か所以上の温泉地があり、中でも北投温泉は有名です。私も温泉医学者としての研究の一環で、何度も訪問しています。

お湯に浸かるのとは異なりますが、サウナも世界各国で親しまれています。

フィンランド人のサウナ好きは世界的に有名ですし、その社交場としての側面は、日本の銭湯文化にも似ています。また、韓国のサウナ「汗蒸幕《ハンジュンマク》」も、長い歴史を持っていると言われています。

このように、人類はそれぞれの形で「入浴」と付き合ってきたわけですが、「全国各地、ほとんどの家に浴槽が設置されていて、毎日のようにお湯を溜めて入浴する」という習慣を持つ国は、日本をおいて他にないのです。

その意味でも、やはり日本は世界トップクラスの「お風呂先進国」であり、この文化は、胸を張って誇れるものだと言えるでしょう。

1000年以上も昔から「入浴は健康によい」とされていた

入浴の健康効果については、なんと1000年以上も昔から注目されてきました。

「入浴が体によい」ということは、現代医学によるエビデンスが示すだけでなく、日本人が長い歴史の中で獲得してきた生活の知恵でもあるのです。

さて、日本人は、なぜここまでお風呂好きになったのでしょうか？

それには、「水資源が豊富な火山国である」という独自の環境が影響していると思われます。

国土の7割を占める山林は、河川や地下水などの豊富な水資源を育《はぐく》み、それがやがて心身を清らかにする「沐浴《もくよく》」や「禊《みそぎ》」などの宗教的文化につながります。

また、火山は多くの温泉を生み出します。

古代の人々は「なぜか地面から湧き出てくる温かい液体」に浸かってみて、それが「健康によい」と気づいたのでしょう。やがて健康増進・病気療法としての湯治《とうじ》文化が定着するようになりました。

豊富な水資源と温泉が身近にあったこと。これが日本人をお風呂好きにした最大の要因だったと考えられます。

温泉は「万病に効く薬」

「自宅の浴槽に溜めた湯に浸かる」という入浴スタイルは、平安時代から近世にかけて、貴族や武士などの一部富裕階級に限られていました。そのため、一般大衆にまで普及するのは、第二次世界大戦後の高度経済成長期を待たねばなりません。

ただし、江戸時代には、都市の人口増加と比例して「銭湯」が増えていったこともあり、人々によく利用されていたようです。かつての銭湯は、お湯に浸かるだけの場ではなく、集会所や囲碁・将棋に興ずる社交の場でもありました。

温泉に関しては、古くから人々の生活に密着していました。長野県諏訪湖《すわこ》東岸の発掘調査で見つかった岩石類から、**約６０００年前の縄文人が温泉に入っていたと推測する報告**もあります。日本史上、温泉について記述した初めての文献は『古事記』で、伊予国《いよのくに》（現在の愛媛県）の道後温泉が登場しています。

本書のテーマでもある健康効果については、古くは『出雲国風土記』（７３３年）に記述があります。

「一たび濯《すす》げば、形容端正《かたちきらきら》しく、再び沐《ゆあみ》すれば、万《よろず》の病《やまい》悉《ことごと》くに除《い》ゆ」

一度お湯に浸かれば見た目がキレイになり、二度入れば病気が治ってしまう、という意味でしょう。**約１３００年も前から、温泉療法は実践されていたのです。**

当時は医師や病院にかかることは一般的ではありません。体の不調や病気に対抗するための主な手段は、自然を利用した植物療法か、薬湯・蒸気浴・温泉などの入浴療法だったのです。

戦国時代には、大名たちが戦で傷ついた兵士の療養のために温泉を活用しました。その中でも有名なのは武田信玄です。

いわゆる「信玄の隠し湯」は現代でも様々な場所にありますが、下部《しもべ》温泉（山梨県）は、川中島の合戦の戦傷者が療養した温泉とされています。信玄には、草津温泉を自陣営の兵士の療養地とするため、3か月間一般人立ち入り禁止の令を出したという逸話も残っているほどです。

江戸時代には、各地で「温泉番付」が作成され、一般大衆の間でも、ある種の「旅行ガイド」として活用されました。これは、温泉

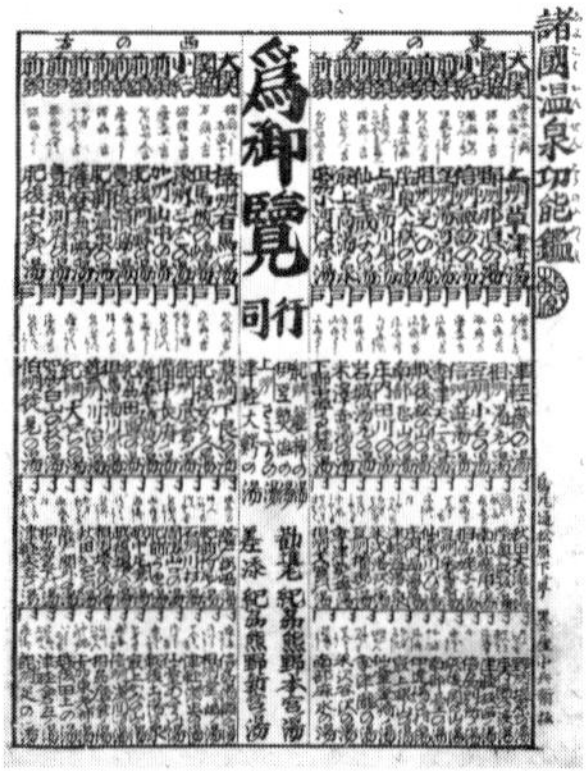

温泉番付のひとつ「諸国温泉功能鑑」
PD・Japan-old photo

地を大相撲の番付にたとえて格付けしたもので、「諸国温泉功能鑑」という番付では、大関（当時の最高位）は、東が草津温泉、西が有馬温泉とされています。

この頃には温泉を利用した「湯治療法」も広まっており、幕府に手続きをして、温泉地まで3週間ほどの療養に出かける人もいたようです。

この他にも入浴文化には、仏教との深い関わりもあります。庶民へ入浴を提供することが功徳《くどく》になる施浴《せよく》という考えがあり、お風呂に関するお経もあるほど、仏教とお風呂の関係は深いのです。その他、宗教儀礼としての側面など、様々な形で日本人の生活に深く関わってきました。

日本人は、古くから入浴によって、心身の健康を維持してきたのです。

「長寿大国・日本」の秘密は風呂にあった？

日本が世界トップクラスの「長寿大国」であることは、広く知られているかと思います。

厚労省は「平成29年簡易生命表」において、日本人の「平均寿命」が過去最高を更新し、男性は「81・09歳」、女性は「87・26歳」となったと発表しています。男性が世界3位、女性が世界2位といずれもトップクラスの順位です。

「なぜ長寿なのか」を特定するのは難しく、また、その理由も一つではありません。

理由の一つとして考えられるのは「和食」です。伝統的な和食では、魚や、豆腐・味噌などの摂取量が多くなりますが、こうした食生活が動脈硬化になりにくい効果を生んでいるという考え方もあります。

また「国民皆保険制度」など、充実した医療制度によるものという考え方もあるでしょう。金銭の心配をすることなく安心して受診できること、1年に1回の定期健康診断体制が整っていることなどにより、命に関わる重病が早期に発見され、それが長寿につながっているという可能性もあります。

毎日の入浴で「要介護リスク」が29%減少

この他に、**「日本の入浴文化」が寿命（特に健康寿命）の底上げに一役買っているとする研究結果**も、近年報告されるようになってきました。

日本人の平均寿命がぐんと伸びたのは高度経済成長期の1950～1960年代です。戦時中、劣悪になっていた衛生・栄養状態が改善したことや、医療技術が発達したこともありますが、前項でもすこし触れたように、この時期には一般大衆の経済状況が向上し、「住宅内お風呂」の普及が進みました。

「毎日1回入浴」という習慣が人々の間に定着することが健康増進につながり、日本人の長寿に貢献したと考えられます。これは、私たちのチームが行った最新の研究でも明らかになりました。1万4000人弱の高齢者を調査したところ、毎日湯船で入浴をしている人は3年後に要介護になるリスクが29%も低かったのです。湯船の入浴は健康寿命を延ばすとも言えます。


また、日本経済が成長する過程で新幹線や高速道路も整備されました。各家庭の経済状況が好転したこともあり、人々の間で「旅行ブーム」が起こります。

その結果、全国の温泉地はにぎわうようになりました。温泉旅行は、今でも旅行の大定番で、一年に延べ1億3000万人が温泉を訪れ宿泊していると言います。

健康効果の高い温泉に、人々がアクセスしやすくなったことも、長寿につながっているという見方もできるでしょう（温泉の健康効果については、第4章で説明します）。

次項以降、詳しく紹介していきますが、入浴には素晴らしい健康効果が数多くあります。

入浴の代表的な作用である「温熱効果」に限っても、**基礎代謝・体内酵素の活性化、免疫機能のアップ**など、健康維持に大きく役立っています。

温かいお湯に浸かり、さっぱりした気持ちになることがストレス減少につながり、精神面での健康にも寄与することが研究の結果、明らかになっています。

健康法としての入浴の素晴らしいところは、「安価」で「手軽」だということでしょう。前述のように、現代では浴槽がない家庭は少なくなってきていますので、毎日気軽に実践することができます。

手軽かつ安価で、毎日無理なく実践できる、最高の健康法。それが入浴なのです。

入浴の「7大健康作用」

現代医学で明らかになっている「入浴の健康効果」は様々です。ここでは、7つの代表的な健康作用を紹介します。

①温熱作用――体を温めて、血流アップ

入浴の健康効果の代表が、この温熱作用（温め効果）です。温熱によって体が温まれば、血管が拡がり心臓の動きも強くなります。そうすると、たくさんの血液が体中を巡るようになります。

血液には、酸素や栄養分、ホルモン、免疫物質など、私たちの体にとって「大事なもの」を運び、さらに二酸化炭素や疲労物質・老化物質などの「いらないもの」を回

収するはたらきがあります。

温熱効果で血流が増えることで、体の隅々の細胞まで血液が行き渡ります。新陳代謝が活発になることで、体がすっきりリフレッシュするのです。

シャワーだけでは温度の上がり方が弱いため、温熱効果としてはお湯よりも効率が悪く、血流改善効果も弱くなってしまいます。

また、温めることで神経の過敏性を抑える効果があります。そのため、神経痛などの慢性的な痛みを改善する効果もありますし、肩こり（筋肉が必要以上に収縮している状態）をほぐす効果もあります。

②静水圧作用――しめつけて「むくみ」を解消

お湯の水圧によって全身がマッサージされたような状態になり、血流や生理に影響を与えます。これを「静水圧作用」と呼びます。

水深１メートルでは、１センチあたり１００グラムの水圧がかかりますが、お湯に浸かったときも同じです。肩まで浸かった状態で腹囲を計測すると、空気中よりも数

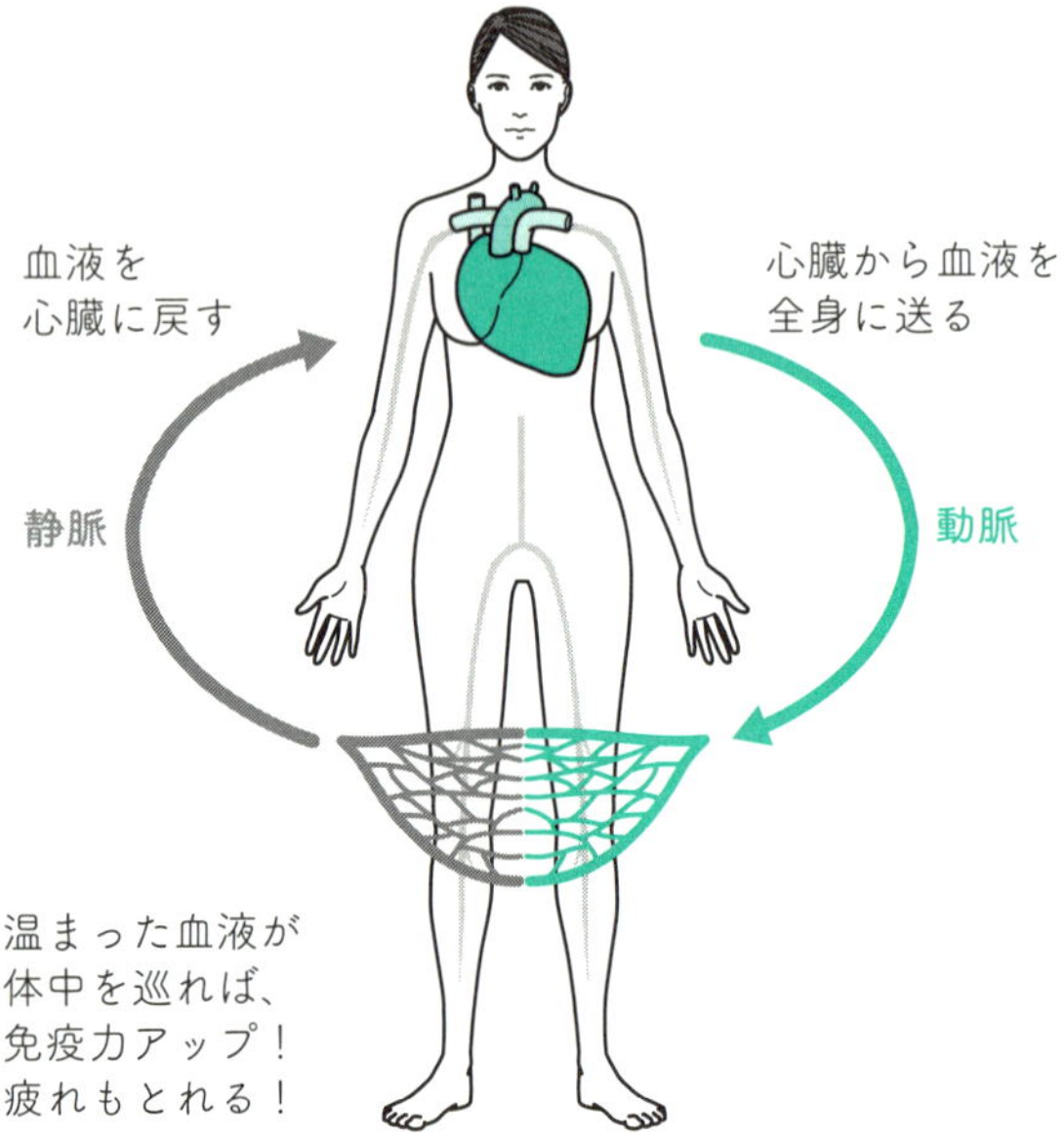

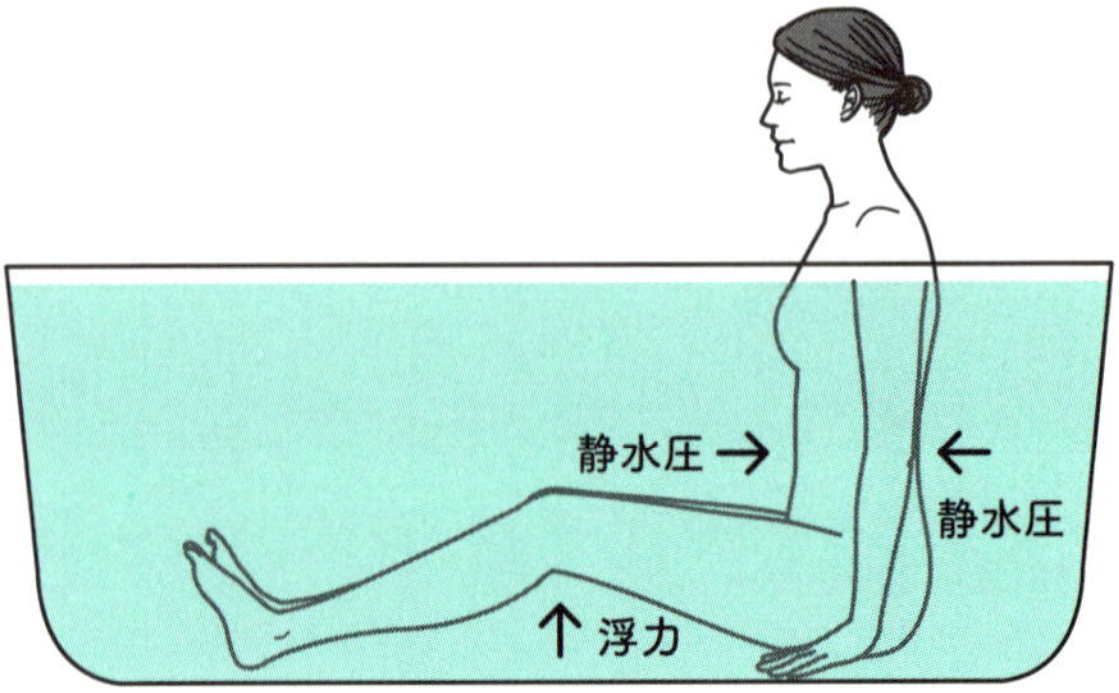

静水圧により血流がよくなる。

センチ縮んでいます。

このように、**水圧でしめつけることによって、血液の流れがよくなり「温熱作用」と同様、血液の流れがよくなります。**

長時間の立ち仕事をされている方は、重力に従って、足に血液などが溜まりやすくなり、それがむくみにつながります。そこでお風呂に入り、しめつけ効果をはたらかせれば、溜まっている血液の流れを心臓に戻すことができます。

③浮力作用──筋肉や関節をゆるめて緊張をとる

浴槽に入ると、体重が軽く感じるかと思います。これが「浮力作用」です。

水中では、体重が「10分の１」程度になります。たとえば60キロの体重であれば、６キロになるということです。

地球上にいる限り、私たちの体には常に重力がかかっています。**水中にいる間だけが重力から解放される時間なのです。**そのため、関節や筋肉への緊張がゆるむことでリラックス状態になります。

この作用は医療・福祉の現場でも活用されています。疾病《しっぺい》や障害で足に不自由があり、陸上では思うように歩けない方々であっても、水中で浮力が効いていれば自由に動くことができます。これが自信や精神的なリラックス効果を生むため、リハビリで活用されることがあるのです。

④清浄作用―体の汚れを洗い流す

皮膚の表面を洗い流すことで、体に有害な物質や微生物、不要な皮脂《ひし》などを除去します。また、温かいお湯に浸かることで毛穴が開き、汚れや皮脂を流れ出させる効果もあります。

神道には、水浴によって穢《けが》れを清める「禊」という儀式がありますが、体の汚れを洗い流し、スッキリすることは精神的な活力も生み出します。

「夏場はシャワーだけ」という方も多いですが、しっかりとお湯に浸かるほうが全身くまなく洗浄できます。汗をかくことが多い夏こそ、お湯に浸かることをおすすめします。

⑤蒸気・香り作用──免疫力を高め、自律神経を整える

鼻やのどの粘膜は、乾燥すると免疫力の低下を招きやすいため、蒸気で湿り気を与えることが大切です。

浴室内で「長い深呼吸」をすることで乾燥を防ぐことができます。ヨーロッパなどの温泉療養所では、利用者に温泉の湯気を吸ってもらうことを治療とすることもあります。

また、洗面器にお湯を張り、好きな香りのアロマオイルなどを垂らせば浴室内に香りが充満します。これは、**自律神経**の調整にも役立ちます。

⑥粘性・抵抗性作用──手軽な運動療法効果

水中で体を動かすことは、陸上の約3～4倍の負荷がかかります。この作用を利用すると、**ゆっくりとした運動やストレッチなどによって筋肉に刺激を与えることができます。**

先ほど紹介した「浮力作用」は、下から引っ張る力（＝重力）を減らす作用がありますが、この粘性・抵抗性作用によって、重力以外の負荷がかかります。これにより、手軽に運動療法的効果を得ることもできるのです。

⑦開放・密室作用——日常から解放されるリラックス効果

浴室は、衣服を身に着けない「非日常的」な空間です。**1人でお風呂に浸かる時間は、心と体が開放的になる究極のリラックス空間なのです。**

また、銭湯や公衆浴場は、社会的な立場と離れた「裸の付き合い」でコミュニケーションができる空間です。銭湯が急増した江戸時代から、日本人は裸のコミュニケーションを大事にしてきました。開放的な気分で人々と触れ合うことに、心理的な心地よさを感じていたのでしょう。

実際に、最近の調査でも既婚男女の61・1％が「裸の付き合い」で「心の距離が縮まると感じる」と回答しており、裸の付き合いが特に大切だと感じる関係性について尋ねたところ、全体では1位「親子（51・5％）」、2位「夫婦（44・6％）」と、家族間での入浴コミュニケーションが特に大切に考えられていました。

20代～30代の既婚男女は、61・8％以上の人が「夫婦」においても入浴コミュニケーションは大切であると考えています。今も昔もお風呂は特別なコミュニケーションの場であるようです。

毎日お風呂に入ると「幸福度」が上がる

「お風呂に毎日入ると幸せになれる」

こんな話を聞いたことはありませんか？　これは怪しい話ではなく、科学的な研究にもとづく調査結果なのです。

２０１２年、静岡県の６０００人の住民を対象にした調査を行いました。その結果、３０５４人の方から回答を得ることができ、データを解析しました。

その結果、**毎日のお風呂（湯船に浸かる）の生活習慣と幸福度の関連**について、わかったことをご紹介します。

個々人がどのような思いで暮らしているのか、ということを数値として測定するツールのひとつが「幸福度」です。国際的には先進国や途上国でも測定されています。これは必ずしも所得と連動しているわけではなく、国際的に見ると日本では1人あたりの所得が高くても幸福度が低い、と指摘されています。

わが国では内閣府が国民生活選好度調査として幸福度を測定しています。具体的には、現在どの程度幸せかを10段階評価（「とても幸せ」を10点、「とても不幸」をゼロ点）で尋ねるという方法です。今回の私たちの研究でも内閣府と同じ方法で幸福度を測定しました。

お風呂の健康効果が「幸せ」を生む

今回の研究の結果、**お風呂に毎日入る人には幸福度が高い人が多い**ということがわかりました。

研究では、お風呂の習慣について、「週に何回湯船に浸かる入浴をしているのか」

を尋ねました。その結果、約半数の人が週7回以上お風呂に入ると回答しましたので、週7回以上お風呂に入るグループ（毎日お風呂に入るグループ）と、週7回未満しかお風呂に入らないグループ（毎日お風呂に入らないグループ）に分けました。

また、幸福度についても半分ずつにグループが分かれるように8〜10点の人を幸福度が高いグループ、7点以下の人を幸福度が低いグループとしました。

毎日お風呂に入る人：幸福度が高い人の割合が54％
毎日お風呂に入らない人：幸福度の高い人の割合が44％

毎日お風呂に入る人では、幸福な人が10％も多いということがわかったのです。

なぜ毎日お風呂に入るグループに幸福度が高い人が多いのでしょうか。これは、私たちがお風呂に入って感じる「気持ちがよい」という感覚が数字に表れたということだと考えています。

お風呂には温熱効果や浮力効果があります。温熱効果で血液の循環がよくなると新陳代謝が活発になり、体の疲れがとれてすっきりします。また、肩こりや腰痛といった慢性的な痛みも改善します。浮力効果は、入浴中には重力からの解放をもたらしリラックス効果を生み出します。

こうした効果はこれまで多くの医学的な研究からわかっていますが、これらのお風呂の効果の毎日の積み重ねが、幸福感につながっていると考えています。

その入り方では、意味がない！ 間違いだらけの入浴法

私たちは、学校で「お風呂の入り方」を学ぶわけではありません。ほとんどの人が自分の好きなように入浴していると思います。

しかし、その中には、医学的にあまり効果的でないものもあります。ここでは代表的なものをいくつか紹介しましょう。

●「シャワーだけ」では意味がない

仕事でクタクタに疲れて帰った日は、浴槽にお湯を張るのも面倒なものです。そんなとき、シャワーだけ浴びて、さっさと寝てしまいたくなるという気持ちはわかりま

す。

しかし、それはあまりにももったいないこと。

前述の「入浴の7大健康作用」のうち、シャワーにも当てはまるのは「清浄作用」のみなのです（それも、お湯に浸かるより効果は低いです）。

残念ながら、シャワーだけでは健康効果はほとんどありません。

「どうしても時間がない」「お湯を張る気力がない」というときは、足湯を取り入れることをおすすめします。

体や髪を洗うときは椅子に座り、お湯を溜めた風呂桶や洗面器に足を浸けておくようにすると、ただシャワーを浴びるよりもずっと疲れがとれやすくなります。

温度はすこし熱めの43℃くらいに。さらに炭酸系の入浴剤を入れると、より体が温まり血液の流れもよくなります。疲労回復には、血液の流れをよくして体に溜まった疲労物質の排出を促すのが一番。時間がないときは、足湯が効果的です。

●「半身浴」にほとんど健康効果はない

かつて半身浴がブームになったことがありましたが、**「半身浴ならでは」という特筆すべき健康効果はありません。**基本的には全身浴をおすすめします。

そもそも、半身浴では入浴にとって重要な「温熱作用」の効果が半減してしまいます。しっかりと全身でお湯に浸かったほうが体は温まり、血流もよくなります。「静水圧作用」も全身浴のほうが強くはたらきます。下半身に、より大きな水圧をかけることで、むくみの解消につながります。

また、半身浴は水面下にある体の体積も小さくなるので、浮力作用も小さくなります。つまり、半身浴は、文字通り、すべての入浴効果が全身浴の半分になるのです。**肩こりなどの痛みにも、半身浴より全身浴のほうが効果的**という研究結果もあります。

ただし、本を読むなど、風呂場でのんびり過ごしたいという方もいるかと思います。その場合は、のぼせにくく、体への負荷も低い半身浴がよいでしょう。

また、全身浴で息苦しく感じる場合や、心臓や肺に疾患のある方の場合は、全身浴では負荷が高い可能性もありますので、半身浴がよいことがあります。入浴法は医師と相談することをおすすめします。

お風呂で汗をかいても「ダイエット効果」はほとんどない

熱いお風呂に浸かって汗をだらだらと流すと、かなりのダイエット効果があるように思うかもしれません。

しかし、結論から言うと、**お風呂だけでは、あまりダイエットはできません。**

確かにお風呂に長く入ると汗をかきますが、これは運動のときとは違う仕組みによります。私はお風呂でかく汗を**「受け身の汗」**と呼んで運動のときの汗と区別しています。運動のときは、自分の脂肪を燃焼させて体を動かし、結果として体温が上がりますので汗を出して体温を下げようとします。

一方、お風呂の場合、脂肪を燃焼させているわけではなく、お湯から熱をもらって体温が上がるのです。同じ汗でもお風呂の汗を「受け身の汗」と言うのはこの理由によります。

実際に、国が発表している身体活動の強さ（メッツ）を見ると、安静時が1とすると入浴は1・5です。散歩が3・5ですから、散歩の半分弱の強さの活動ということになります。このことからも、お風呂だけでどんどんやせる、ということにはならないでしょう。

ただし、間接的にダイエットにつながる効果もあります。

胃や腸が食べ物を消化するためには血液が必要ですが、この血液が分散してしまうと、消化がスムーズにいかないことがあります。この作用を逆手に取って利用するのです。

お湯に浸かると、体が温まり、皮膚表面に血液が分散します。そうすると、胃や腸のはたらきが抑制され、食欲を抑える効果があるのです。

また、食後に血糖値が高くなりすぎると脂肪となって体に蓄積しやすくなりますが、**食後の入浴に高血糖になるのを防ぐ効果**があることが以前の研究でも報告されており、この点からもダイエットにはある程度効果は期待できそうです。

ただし、もしお風呂上りに体重が０・５キロほど急に減ったとすれば、それは汗が出て脱水になったためなので、きちんと水分を摂るようにしましょう。

このように、ダイエットにお風呂が役立つ部分もありますが、それは「あっという間にやせる！」というものではありません。その点、注意が必要です。

命の危険も？ ヒートショックに要注意

お風呂での死亡者は、交通事故より多い

「寒い、寒い！」裸で腕に血圧計をまいた若い男性アナウンサーは、そう言って暖房のない脱衣室でガクガクと震えていました。その血圧は150を超えています。先ほど暖房の効いたリビングにいたときは110だったので、プラス40もの急上昇です。ある冬の夜に、テレビ番組の撮影に立ち会ったときの様子です。

冬のお風呂は実は危険な一面があります。最近の研究によると、入浴で亡くなる方は年間約1万9000人で、その数は冬に圧倒的に多くなります。特に高齢者に多い

のもその特徴です。冬にお風呂で亡くなる人が多いというのはどういう理由からなのでしょうか？

最近話題の「ヒートショック」とは、急な温度差が体への刺激を与え血圧が急上昇し、重大な病気を起こすことです。暖房のない脱衣場は、強烈な寒さが交感神経を刺激し、急激に血圧を上げます。また、42℃を超える高温の湯の入浴は、熱さでさらに血圧を急上昇させます。寒さと熱さのダブルの刺激で血圧が急上昇するのです。

血圧の急上昇は脳卒中や心筋梗塞のリスクとなります。脳卒中が起こると意識がなくなったり、手足が麻痺《まひ》したりします。お風呂で意識がなくなると溺《おぼ》れて命に関わることもありますのでとても危険です。

また、強い刺激が心臓へ負担をかけ、心筋梗塞になるとひどい胸痛を感じます。実際にお風呂で亡くなった人の原因を調べると、脳卒中や心筋梗塞が高い割合を占めているのです。私たちが以前行った調査でも、お風呂で意識がなくなるといった事故が多いという事実もわかっています。

ご高齢の方は、若年層と比較するとお湯の熱さを感じるセンサーが鈍くなっていることもあり、熱いお湯が好きな方が多いです。そのため、心臓発作や熱中症のリスクも高くなります。

銭湯や温泉など、友人同士で入っていると、おしゃべりに夢中になり、必要以上に長くお湯に浸かってしまうこともあるでしょう。しかし、**熱いお風呂に延々と入り続けても健康効果はありませんし、熱中症などのリスクが増すだけです。**

● 入浴前後の水分補給には「ミネラル入り麦茶」を

子どもの頃、親に「肩までしっかり浸かりなさい」と言われた人も多いかもしれません。しかし、**熱いお湯に、いきなり肩まで浸かるのはNG。**急な温熱刺激で血圧が上がりすぎてしまう恐れがあります。

脱衣室を温めておく、湯を熱くしすぎない、といった点を注意すれば、この危険を回避できます。

脱衣室は暖房をかけておくなどしてリビングとの温度差を5℃以内に減らし、20℃以上を保つような工夫をしましょう。さらに、ふたを開けて湯船に湯を張り、入浴前にシャワーのかけ流しで湯気を立てて浴室を温めます。

また、湯の温度も冬こそ40℃までとして、熱くしすぎないことです。湯船に入る前には十分にかけ湯をして、体を湯に慣らしてからゆっくりと入るようにします。

水分補給は、安全な入浴には必須です。入浴でたくさんの汗をかくと水分やミネラル分が失われますので、入浴前後の水分とミネラル補給に**ミネラル入り麦茶**を飲むことをおすすめしています。

その理由は、汗と一緒に失われたミネラルが補給できることはもちろん、無糖で、カフェインを含まないため毎日健康的に飲めることです。**さらに血流改善効果や血圧低下作用などの効果も最近の研究で報告されていますので、浴室熱中症や血栓対策として飲用することも推奨できます。**

ヒートショックの予防法

・お風呂に入る前にコップ1杯の水を飲む。
・脱衣場を温めて、浴室は蒸気を立たせておく（浴室と脱衣所の温度差をなくしましょう）。
・酔っているときは入らない（アルコールは血圧を下げすぎてしまいます）。
・入る前に、家族の誰かに声をかけておく。
・かけ湯をしてから浴槽に入る（心臓から遠い四肢から始める）。
・湯船で座っている状態から立つときは、立ちくらみ予防のため、水を手にかけるなど冷たいものに触り、ゆっくり立ち上がる（寒冷刺激といって、皮膚に冷たい刺激を与えると血圧を適度に上げる効果があります）。
・浴槽では居眠りをしない。意識がなくなると湯船で溺れる危険があります。

入浴2・0！お風呂研究の最前線

●「習慣としての入浴」の研究

ここまで、入浴の健康効果についてご紹介してきましたが、こうしたお風呂に関する研究は、近年、飛躍的に進歩しています。

以前は少人数の被験者を実験室に設置した湯船に入れて、血圧や心拍数などの細かなバイタルデータを記録したり、採血を行い、その変化を調べる方法が主流でした。入浴や温泉の体への影響を調べる基礎となる研究方法で、とても大切な研究手法です。

一方、私が以前より着目して調査しているのは**「習慣としての入浴」**がどのように健康に影響を与えるのか、ということです。

習慣としての入浴は、実験室で調べることができません。この場合は、一般住民を対象とした大規模な調査を自治体などの協力を得て行うことになります。これは疫学《えきがく》調査と言われる研究手法で、多くの一般住民の方の入浴習慣と健康状態を調べ、関連を解析します。

私もこれまで静岡県や大分県、熱海市、島田市などと連携して研究をしてきました。これまでにわかってきたことは、毎日湯船に入る人は**「主観的健康感（自覚する健康状態）」がよいこと、よい睡眠がとれること、前述した「幸福度」が高いこと**などです。

現在進行中の研究としては毎日湯船に入ることと介護状態の関連です。先述のとおり、最新の研究では、毎日湯船で入浴している人の要介護リスクが29パーセント減少したという結果が出ました。つまり、湯船に毎日入ることは介護予防になるということです。

世界で「日本の入浴文化」が注目されている

現在、世界的に日本の温泉やお風呂文化が注目されています。

２０１８年５月には、大分県別府市で「世界温泉地サミット」が開かれました。これは、日本を含む17か国から温泉を抱える自治体や施設関係者ら約１０００人が参加し、温泉を活用した地域発展を議論する会合です。国内からは75の自治体が参加しました。

日本は源泉が２万７０００もある温泉大国ですが、このような温泉関係地の関係者が集まる国際会議が日本国内で開催されるのは初めてです。今後、各温泉地のつながりを構築し、温泉の発展に貢献していくとの「サミット宣言」を発表しました。

他国の様々な温泉に関わる現状を見聞きするのはとても興味深かったです。私もサミット分科会で登壇し、環境省が推進している「新・湯治」での効果測定調査に関する発表をいたしました。

●ＩｏＴを利用した「お風呂テクノロジー」

近年、ＩｏＴという言葉がメディアを賑わせています。これは「Internet of Things」の略で、一般的に「モノのインターネット」と訳されます。パソコンやスマホだけでなく、すべての「モノ」をインターネットにつなげることを指し、私たちの生活を根底から変える可能性を秘めています。

私たちの研究グループでは、お風呂や温泉の研究にも、ＩｏＴを応用できないか探索研究をしています。

たとえば「入浴データをＩｏＴデバイスで大量かつ迅速に収集できないか」といった可能性を研究しています。

入浴中の血圧や脈拍を測定するのは市販のウェアラブルデバイスで行い、スマホへデータを飛ばします。

浴室温度や湯の温度を測定するのは、今回、博報堂と協力して開発したお湯に浮かべるおふろロボット「Fuuron」が行います。Fuuronは中華まんじゅうのような見た目のかわいらしいロボットですが、湯の温度などのデータをスマホへ随時飛ばして、情報を蓄積します。温度が高すぎたり、長風呂をしすぎたりすると点滅して知らせてくれます。

これまでは、研究者が手動で一回一回測定していたデータが、自動で収集できるようになれば、入浴に関する膨大なデータが蓄積されるようになります。

その結果、入浴事故を予防したり、個々人に合わせて、より健康になる入浴方法を提案したりできるようになるのです。

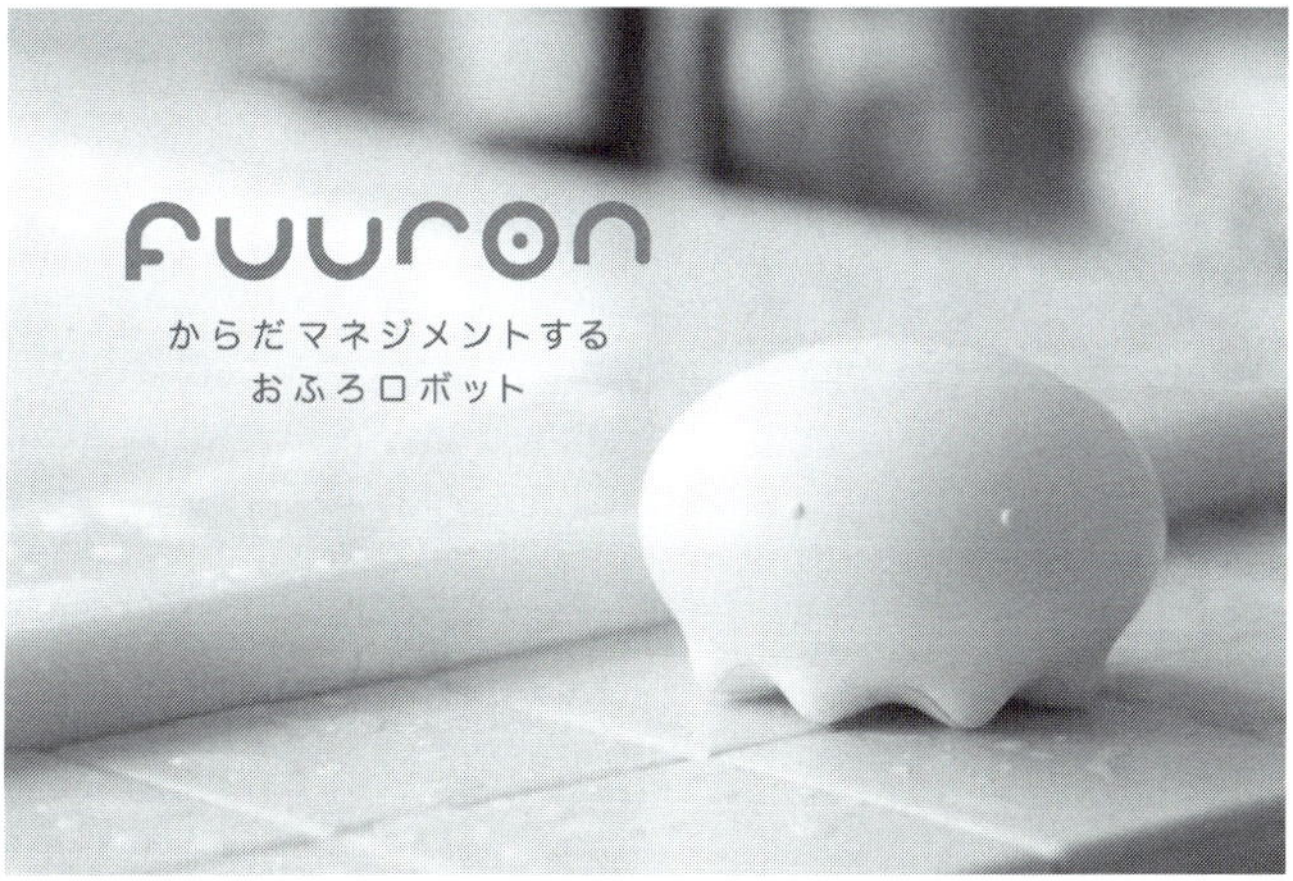

おふろロボット「Fuuron」　＊画像は開発中のものです。

世界中で注目され、日進月歩で発展している入浴研究。その動向からは、これからも目が離せません。

第2章

「寝てもとれない疲れ」を解消する入浴法

なぜ、あなたは「クタクタ」なのか？「人が疲れるしくみ」

・いつも、なんとなく体がだるい
・睡眠時間をしっかり確保しても、疲れがとれない

こんな症状にお悩みの方も多いのではないでしょうか？

忙しい現代人に疲労はつきもの。みなさん、あの手この手でリフレッシュを試みていると思いますが、私が自信を持っておすすめするのが「お風呂」です。

「疲れをとるには、お風呂がおすすめ」なんて、当たり前に聞こえるかもしれません。しかし、**正しい入り方をしていなければ、入浴後の睡眠の質を下げ、さらに疲れを溜める結果になることもある**のです。

毎日、手軽に実践できて、費用もほとんどかからない。たいていの家には備え付け

られている。しかも、効果は抜群。

あまりにも身近すぎて気づかなかったかもしれませんが、**疲労回復のツールとして、お風呂ほど優れたものはないでしょう。**

「面倒だからシャワーで十分」「ただ体がキレイになればいい」。その気持ちもわかりますが、それでは宝の持ち腐れ。

せっかく日本に住んでいて、お風呂が身近にあるのだから、フル活用しなければもったいないと思います。

元気は、風呂でつくられる。第2章では、疲れを解消するための入浴法を紹介していきます。

なぜ、お風呂は疲労回復に最適なのか？

さて、そもそも「疲労」とはなんなのでしょうか？

疲労が起こる要因は様々で、一言で説明することは難しいのですが、大まかな定義としては「細胞が過剰に活動した結果、老廃物が溜まり、細胞の機能が落ちること」と言えるでしょう。

心身への過剰な負荷によって疲れてしまう前に、私たちに休息の必要性を示してくれる警告（アラーム）という考え方もあります。また、体を動かすことによる疲労だけでなく、精神的な疲労もあります。筋肉細胞や神経細胞が過剰に活動をすると活性酸素がたくさんできてしまい、これが細胞の機能を低下させたり傷つけたりします。

全身の細胞は、酸素や栄養分によって生命活動を行っています。それと同時に、二酸化炭素や乳酸、活性酸素、炎症物質など、様々な老廃物も生み出しているのです（乳酸は最近、エネルギーとして再利用されているとも言われています）。

こうした老廃物を除去し、酸素と栄養分を新たに補給することが、大まかな「疲労回復」のしくみです。

第1章でも紹介したとおり、血液には、老廃物を回収し、酸素や栄養分を体全体に運ぶ機能があります。

疲労回復に最適のツール、それがお風呂！

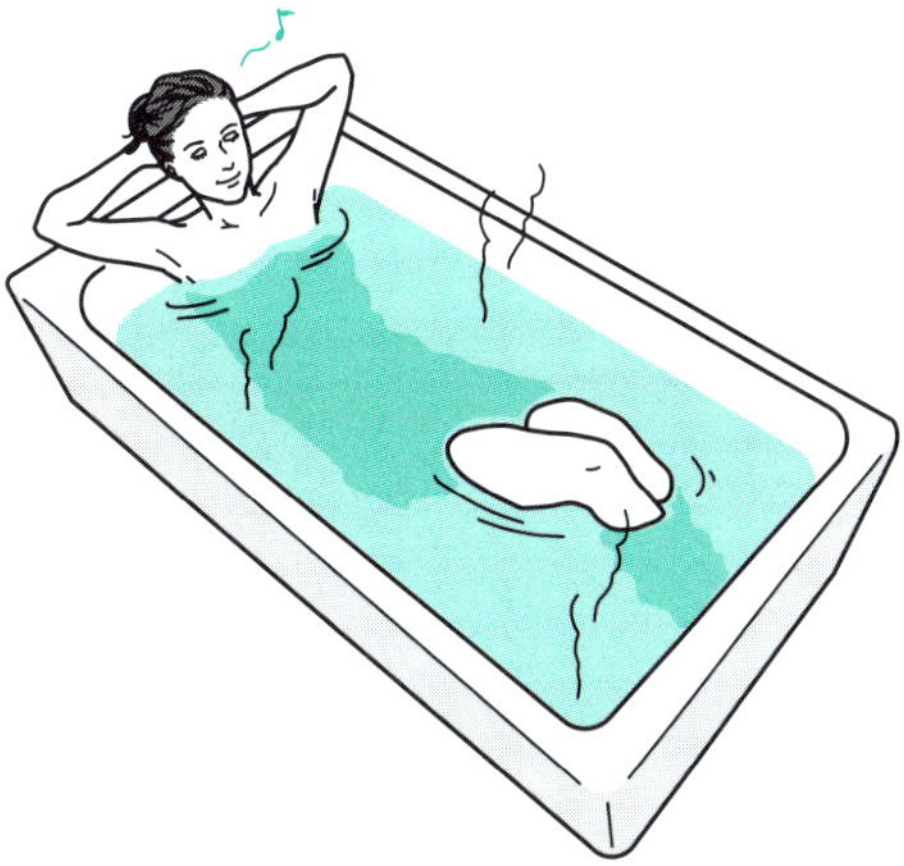

つまり、しっかりと体の隅々にまで血液を行き渡らせる「血液循環」が疲労回復にとってきわめて重要なのです。

そして入浴の「リラックス効果」や「よい睡眠への導入効果」も重要です。心身が活発にはたらく緊張状態が続いてしまうと、体が疲労回復に集中できません。お風呂は自律神経を整える「スイッチ」にもなるので、副交感神経を優位にすることで、疲労回復を促進する作用が期待できます。

「自律神経」と「疲れ」の関係は？

自律神経と、疲れや不調には、深い関係があります。

人間の体内の神経は、大きく2つに分けられます。それは「体性神経」と「自律神経」です。体性神経は「意識的」な体の機能に関わるものです。たとえば、ものを動かしたり、皮膚に何かが触れたのを感じたりするのは、体性神経のはたらきによるものです。いわゆる「運動神経」も、体性神経に含まれます。

他方、自律神経というのは「自動的に律する機能」、すなわち「無意識的」な体の機能に関わるものなのです。

たとえば「自動車と接触しそうになった」という危機的状況に陥ったとき、私たちの心臓はドキドキして、血圧も上がります。「危機的状況を脱する動き」をするためには、体を動かす骨格筋に血液を送らなければならないからです。

また、肝臓からは、貯めてあった糖分がエネルギー源として放出されます。このエネルギー源を血液に乗せて体中に送るために、血圧を上げなければならないのです。これらは、自律神経によって無意識にはたらく機能です。

自律神経には「交感神経」と「副交感神経」の2種類があります。この2つの神経は、それぞれ正反対の機能を持っていて、私たちが意識せずとも、状況に応じて体の状態をコントロールしてくれます。

交感神経は、別名「**闘争（逃走）神経**」とも言われます。危機的状況に立ち向かったり（闘争）、避けたり（逃走）するためには、体を瞬時に動かさなくてはなりません。血圧を上げたり、筋肉を緊張させたりといった積極的な活動を行うために、体をコントロールする役割を持った神経です。

心身にストレスがかかると、この「交感神経」が強くはたらき続けますが、自律神経の調整は脳（視床下部）が行っているため、心身へのストレスは「脳が疲れてくる」とも言うことができます。

副交感神経は「体の修復」や「リラックス効果」をつかさどる神経です。交感神経が優位になったときに使われた体の機能などを修復するはたらきがあります。交感神経が昼間に活発化するのに対して、副交感神経は主に夜間に活発になります。

仕事のストレスや緊張で興奮状態にある体は、交感神経が優位の状態にありますが、**ゆっくりと40℃までのぬるいお湯に浸かってリラックスすることで、副交感神経優位の状態にスイッチが切り替わります。**

現代社会は、心身への慢性的なストレスが多く、交感神経が必要以上に刺激されていますので、夜は**いかに交感神経のスイッチをオフにできるかが、疲労回復の鍵**になります。

お風呂の「自律神経スイッチ」のはたらきは、交感神経をオフにするだけではありません。

**お風呂には、自律神経の
「スイッチ切り替え機能」がある!!**

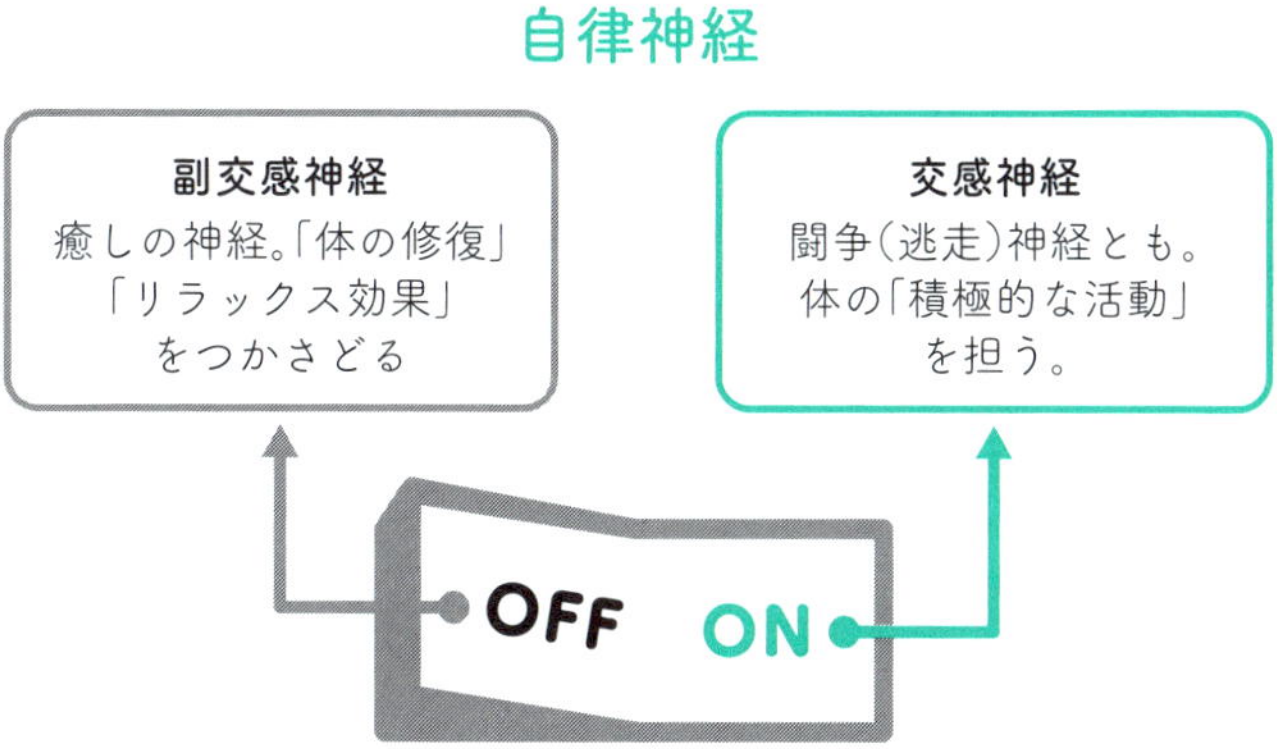

朝起きたとき、私たちの体は副交感神経が優位の状態になっています。

そこで、体を「活動モード」に切り替えるために、42℃の熱めのシャワーを浴びることが有効です。

熱いシャワーを浴びることで「自律神経スイッチ」がオンになり、交感神経を優位にすることができるのです。1日のスタートをシャキッとしたアタマで迎えたい人には、朝のシャワーはおすすめです。

闘争と休息をつかさどる2つの神経によって、私たちの体はうまくコントロールされており、そのスイッチの切り替えにお風呂は最適のツールなのです。

重い疲れがとれる入浴法「5つのルール」

疲労回復にとって大事なのは「血液循環」と「自律神経」、そしてその後に続く「睡眠」です。

それでは、どのような入浴法が、疲労回復に最適なのでしょうか？

まず、**最も重要なのは「湯船に浸かること」**です。

最近の若年層については「お風呂離れ」が指摘されています。湯船に浸からず、シャワーだけで済ませてしまう人が増えています。

20代では毎日湯船に浸かる人はわずか25%という報告もあります。ユニットバスで湯船が狭かったり、毎日忙しくて億劫《おっくう》だったり……。いろいろな原因があると考えられます。

しかし、シャワーだけでは体温も十分に上がらず、静水圧や浮力の効果も得ることができません。お風呂がもたらす温熱効果や静水圧の効果がしっかりと発揮されないため、血液が循環せず、**疲労回復効果も低くなってしまう**のです。

ヘトヘトになって帰宅した後、浴槽を洗ってお湯を沸かすことが面倒という気持ちもわかります。しかし、「シャワーだけで疲れがとれず、翌日までずっとだるさを引きずってしまう。そしてまたヘトヘトになって帰宅」という悪循環に陥ってしまいます。

十分な体温上昇（0・5〜1℃）、血流アップによる老廃物の代謝、副交感神経への刺激。これらは、湯船に浸かってこそ得られる健康効果なのです。

疲れをとる入浴のポイント

さて、それでは湯船に浸かるときのポイントをご紹介します。

①温度は40℃

温度は40℃がよいでしょう。これは人によっては「すこしぬるいかな」と感じる温度設定かもしれません。

この温度の利点は、幅広い年齢層・体力層にとって低リスクだというところです。のぼせやヒートショックなどの体調不良を起こしにくいという安全面の他、10〜15分くらいの入浴時間でも十分に体が温まるので血液の流れもよくなり、**疲労回復やリフレッシュ、体の痛みの改善**につながります。

②「全身浴」で肩まで浸かる

第1章でも触れましたが、半身浴より全身浴のほうが健康効果は高いので、**しっかり肩まで浸かること**が大切です。

静水圧と浮力の作用により、体の隅々にまで血液を送ることができますし、温熱効果もアップします。

注意点は2つ。いきなり浴槽に浸からないこと。まずかけ湯でお湯に体を慣らしましょう。また、心臓や呼吸器に疾患のある方はあらかじめ主治医に相談しておくことです。肩までお湯に浸かると息苦しく感じる人は無理せず半身浴にします。

③浸かる時間は、10分から15分

入浴の際は、「長く入らなければ！」という気負いは必要ありません。**10分〜15分で大丈夫。**その代わり、**毎日湯船に浸かることが大切**です。

これくらいの時間ならば、心身に大きな負担はかかりませんし、しっかりと体が温まります。顔や額が汗ばんでくるくらいが目安です。

万が一ちょっと息苦しいときは、自律神経のスイッチが交感神経に入っていることもあるので、浴槽から出て休んでください。心臓、血管、呼吸器に疾患がある方は注意が必要です。

また、汗を流しながら我慢してお湯に浸かり続けると、入浴熱中症（のぼせ）になってしまいます。

健康を求める入浴で体調を崩したら本末転倒ですので、お風呂の我慢大会は控えてください。

④入浴剤でリラックス効果アップ！

血流アップ&疲労物質除去効果がある「硫酸ナトリウム」を含む入浴剤を使用するのもいいでしょう。泡が出る「炭酸系」入浴剤は血管を拡張させて血流を改善させます。

また自分のお気に入りの香りを胸いっぱいに吸い込むことで、リラックス効果を高めることができます。

⑤入浴後は、温熱効果を逃がさない！

お風呂から出た後は、裸でのんびりするのは厳禁。早めにタオルで水分をふき取り、毛布や布団にくるまりましょう。

今日からできる！　疲れがとれる入浴法

1、温度は40℃に。
2、「全身浴」でしっかり肩まで浸かる
3、浸かる時間は10分から15分。
4、お気に入りの入浴剤でリラックス
5、出た後は、体を冷まさないように

お風呂で汗をかいた後、扇風機や冷房で涼むのは、基本的にNGです（のぼせてしまった場合は別）。せっかく温まった体が冷めてしまい、血流のよい状態がすぐに終わってしまいます。

私は、このぬるめのお湯に短時間浸かるシンプルな入浴法を「健康手抜き風呂」として紹介しています。

毎日湯船に浸かることは、働く現役世代だけでなく、ご高齢の方にも有益です。先述したように、近年の研究で、毎日の入浴が要介護状態になるのを予防することもわかってきました。言い換えれば、毎日のお風呂は健康寿命を延ばす、とも言えるかもしれません。
まずは、いろいろ面倒なことは考えずに毎日湯船に浸かることが一番大切です。

睡眠の質がアップする「深く眠れる入浴法」

疲れをとるために最も重要なのは睡眠です。

睡眠は、副交感神経を優位にして体を休ませ、日中に消耗した器官の修復や、新たなエネルギーを貯蔵するための大切な時間。

前項でお風呂の疲労回復効果について説明しましたが、当然、お風呂だけでは疲れはとれません。「しっかりお風呂に入ったけれど、睡眠時間は3時間」では、せっかくのお風呂の健康効果も意味がなくなってしまいます。

お風呂には睡眠の質を格段にアップさせる効果もあるのです。

この項では、ぐっすり眠って気持ちのよい朝を迎えるための入浴法について説明いたします。

①「副交感神経優位」に切り替えておく

睡眠の質を高める入浴法、まず大事なのは「自律神経のスイッチを、副交感神経に切り替えること」です。

体が興奮状態のままでは、ゆっくりとリラックスして体を休めることができません。

「ベッドに入ったあとも目がさえてしまって入眠までに時間がかかる」という方もいるかと思いますが、おそらく、うまく副交感神経優位の状態に切り替えられなかったのでしょう。

「次の日に就職活動の面接があるのに、全然眠れない！」といったケースも、同じ状態かと思います。

②風呂は、就寝の「1〜2時間前に」

良質な睡眠をとるためには、上手に体温を下げていくことが大切です。

「体を温かくするのが大事じゃなかったの⁉」と驚かれるかもしれません。温めるのはもちろん大事なのですが、人間は体温が高いままでは安眠できず、眠りの質が低い睡眠状態が続いてしまいます。

お風呂に入ると一旦体温が上がります。その後、約1時間半程度で急速に体温が下がってきます。**この急速に体温が下がるタイミングでベッドに入るとよい睡眠がとれます。**

小さな子どもは、眠くなると手足が温かくなることに気がつきます。そもそも「手足の体温が高い状態」というのは、体が熱を体外に放出して体温を下げている状態のこと。

副交感神経が優位になり、血流を体の隅々まで行き渡らせることで、体の末端から熱を逃がし、結果として睡眠に入ります。

しかし、交感神経が優位のままであったり、手足が冷たい冷え性だったりすると、熱がうまく放散できず、逆に体の温度が高いままになり、眠りの質を下げてしまうのです。

理想的な流れとしては**「お風呂で心身を温め、血流をアップさせる&副交感神経を優位にする→手足から熱を放出する→体温が下がる」**というもの。つまり「体温を急速に下げて安眠するために、お風呂で体を温めること」が重要なのです。

睡眠の質を高めるために、最終段階の「体温が下がる」タイミングと、入眠のタイミングをうまく合わせましょう。

そのためには、**「お風呂から出た後の1~2時間以内」**に、ベッドに入ることをおすすめします。

お風呂から出て就寝までの間には、スマホを見る、仕事をするなど、体が緊張する行為は厳禁です。せっかくオフにしたスイッチが、また交感神経優位の状態に切り替わってしまいます。

お風呂上りはテレビやパソコン、スマホなどは極力控え、部屋を薄暗くして静寂を保ちましょう。部屋を暗くすることで、睡眠の質を高める「メラトニン」というホルモンが分泌され、ぐっすりと眠ることができます。

もし翌朝に早起きしなければならず、帰宅から睡眠まで30分も時間がないときは、体温が上がりすぎない程度にさっと入浴しましょう。

③夕食から就寝までは「2時間あける」

眠るときに食べものが消化管に残っている状態では、質の高い睡眠になりません。

また、血糖値が高い状態でも体をリラックスさせることができません。

糖質を含む食事をすると、脳にエネルギーが送られるので、私たちの体は興奮状態になってしまいます。

そのため、夕食後に1時間程度の休憩を設けてお風呂に入ることをおすすめします。この1時間の間に、体内で消化を落ち着かせます。そして入浴の代謝促進により、血糖値下降や消化・吸収が進み、穏やかな就寝につなげていくことができます。

このように考えると、ぐっすり眠るためには、夕食後から寝る前までのスケジュールが自然とできてきます。夕食後に休憩を1時間、お風呂に30分（その内、湯船に浸かるのが10～15分）、歯磨きや着替えなど就寝準備に30分～1時間という流れが理想的かと思います。

「必ずこのタイムスケジュールを守らねば」と思うとストレスになってしまいますから、あくまで目安として参考にしてみてください。

「デジタルデトックス」で脳を休ませる

電車内を見渡すと、ほとんどの人がスマホの画面に見入っている……。今となっては当たり前の光景です。同じように乗換のときもエスカレーターに乗るときも、みなさんスマホを手放しません。以前は、新聞や文庫本を読む人も多かったのですが、最近ではほとんど見かけなくなりました。

スマホやタブレットによるネット利用時間は、近年、増加傾向にあります。2014年度の総務省の調査では、スマホでのネット利用時間は20代では平日で108分、休日で149分。一方、新聞の閲覧時間はいずれも2~3分にとどまっています。仕事、睡眠、食事以外は、ほとんどの時間をネット利用に費やしているのではないでしょうか。

最近は、お風呂でのスマホ利用者も増えてきました。家電量販店では様々な防水ケースも販売されています。LIXILが２０１４年に行った調査では、20代女性では15％がお風呂でスマホなどのモバイル機器を使っているとの結果が出ました。今となっては、お風呂はただお湯に浸かる場所ではないのかもしれません。

スマホでTwitterやInstagramなどを見たり、Youtubeで動画を観たりしているとき、私たちは視覚を通して様々な情報を脳に取り込んでいます。**スマホを使っている間は、目だけでなく脳も興奮し続ける刺激を受けることになり、長時間になると脳の疲労につながります。**

また、スマホに熱中していると、私たちは自然と前傾姿勢になってしまいます。この姿勢を長時間続けていると、肩や首の周囲の筋肉を緊張させ、結果として首こりや肩こりにつながってしまいます。これは日本だけでなく、世界的に起こっている現象なのです。

お風呂で「マインドフロネス」

医師としては、せめてお風呂の間だけでもスマホを置いて、ゆっくり「デジタルデトックス」をしていただきたいと思います。

38～40℃のぬるめの湯に首までどっぷり10分ほど浸かります。お湯の温熱効果で血流がよくなったところで、首や肩の筋肉のこりをほぐします。首をゆっくり回したり、肩を回したりしましょう。

近年「マインドフルネス瞑想」が流行していますが、湯船に浸かる10分を瞑想の時間にする「マインドフロネス」もおすすめです。

大切なことは、短時間であってもお風呂の時間はスマホを使わないと決めることです。

私たち医師は自宅にいても、なにかと急な連絡がくることがあり、スマホや携帯電話は24時間手放せないものですが、休暇で一時的に業務を同僚に頼むときは、やはり解放感があります。このような経験上、「人間にはネットから離れる時間」も大切であると実感しています。

普段は当たり前になっている**「いつでもつながっていること」は、実はストレスになっている**ということが、そこから解放されてみると、よくわかると思います。

今晩はスマホを置いて、ゆっくりお風呂に入ってみませんか?

アスリートも実践！「温冷交代浴」でリフレッシュ

「温冷交代浴」は近年、その効果が話題になっている入浴法です。文字どおり、お湯と冷水のお風呂に交互に入るというものです。

当初は、ヨーロッパで温泉療法のひとつとして行われてきたものですが、最近ではアスリートが疲労回復の手段として積極的に用いています。

２０１３年に、スポーツの筋肉疲労に対する温冷交代浴の大規模な研究が行われ、18もの学術研究を調査し、温冷交代浴を評価した結果が海外で発表されました。

その結果、**疲労回復や筋肉痛の緩和などを含む多くの指標で、温冷交代浴が優れているる**ということが明らかになっています。

温冷交代浴は温かいお湯に浸かった後、冷たい水を体にかける、あるいは浸ける、という入浴法です。

温かいお湯に浸かると温熱効果によって血管が拡張します。一方、冷たい水に体が触れると、交感神経が刺激されて筋肉が収縮し、血管も収縮します。この血管の拡張と収縮の繰り返しによって血流が改善し、末梢《まっしょう》血管の循環やむくみが改善され、体の疲労で発生した炎症物質の減少をもたらすと考えられています。

また、**自律神経失調症を予防**して、冷やした後に、より深いリラクゼーション効果があると言われています。

ただし、先述の研究では、対象者は欧米人で体を鍛えたアスリートを中心にしたものが多く、冷浴は15℃以下の水を使うものと定義されています。一般の日本人にとっては水温が低すぎて、慣れないと体への負荷が強く、実践がかなり厳しいものです。

そのため、一般の人におすすめの温冷交代浴を以下でご紹介しましょう。

おすすめの温冷交代浴の方法は？

最初に通常通りかけ湯の後、**40℃のお湯に3分間肩まで浸かります。**その後、湯船から出て、**30℃程度のぬるま湯を手足先にシャワーで30秒**ほどかけます。これを3回繰り返すのです。最後はお湯に浸かった後、お風呂から出ます。

「30℃では冷浴とは言えないのでは？」と思う方もいるかもしれません。しかし、この10℃の違いも十分に交感神経への刺激になります。慣れてきたらもうすこし温度を下げてもかまいません。

また、交感神経への刺激という観点からは、**水風呂に全身を浸けなくても手足の先にかけるだけで十分**です。冷水風呂に飛び込むようなあまりに強い寒冷刺激は体にとって負担が強すぎると言えるでしょう。

すなわち、急激な血圧上昇をきたし、場合によっては不整脈や心筋梗塞、脳卒中といった命に関わることが起きる可能性もあります。

疲れたときには「温冷交代浴」がおすすめ！

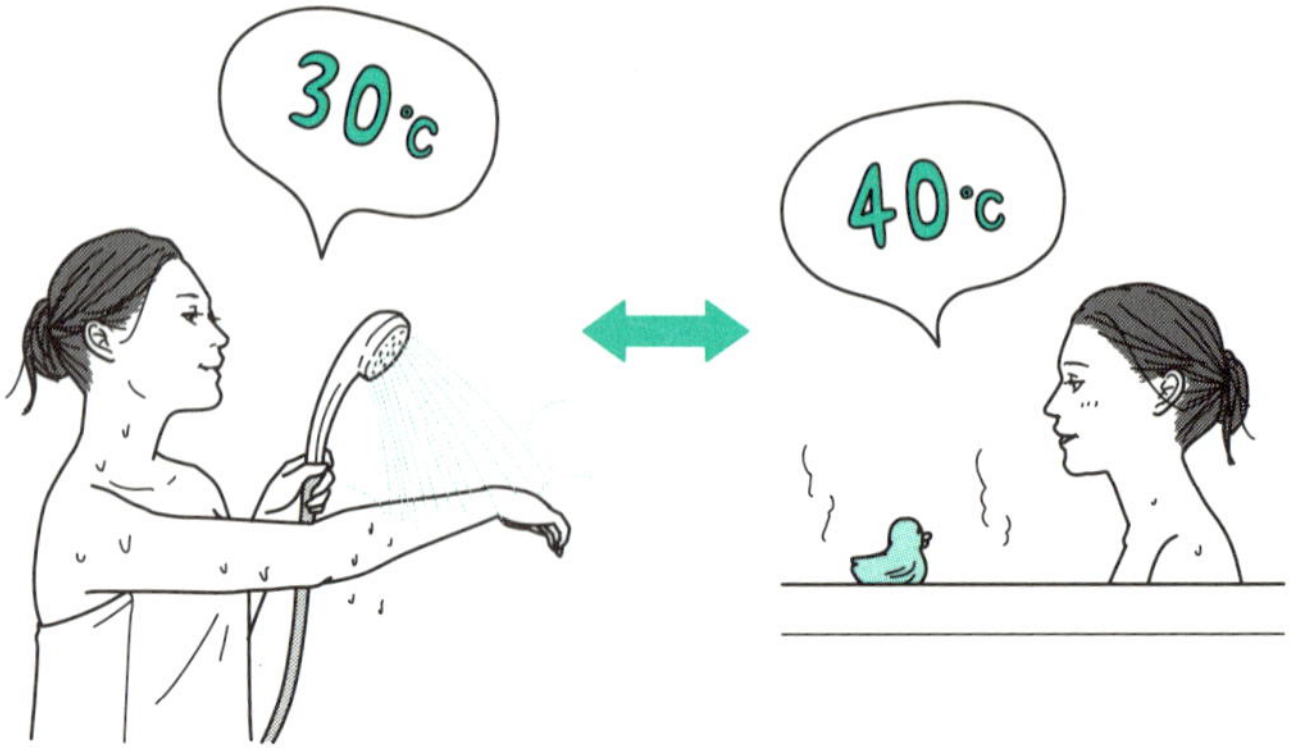

30℃のぬるま湯とはいえ、温冷交代浴は交感神経を刺激し、血管が収縮する、すなわち血圧が上昇する入浴方法ですので、あくまでも健康な方向きの入浴法です。高齢者、狭心症や心筋梗塞、不整脈など心疾患のある方、高血圧の方、脳卒中にかかったことのある方は控えてください。

また、その他、お風呂そのものを禁止されているような方も避けたほうがよいでしょう。持病がある方は、主治医と相談してください。

「つらい目の疲れ」に効く入浴法

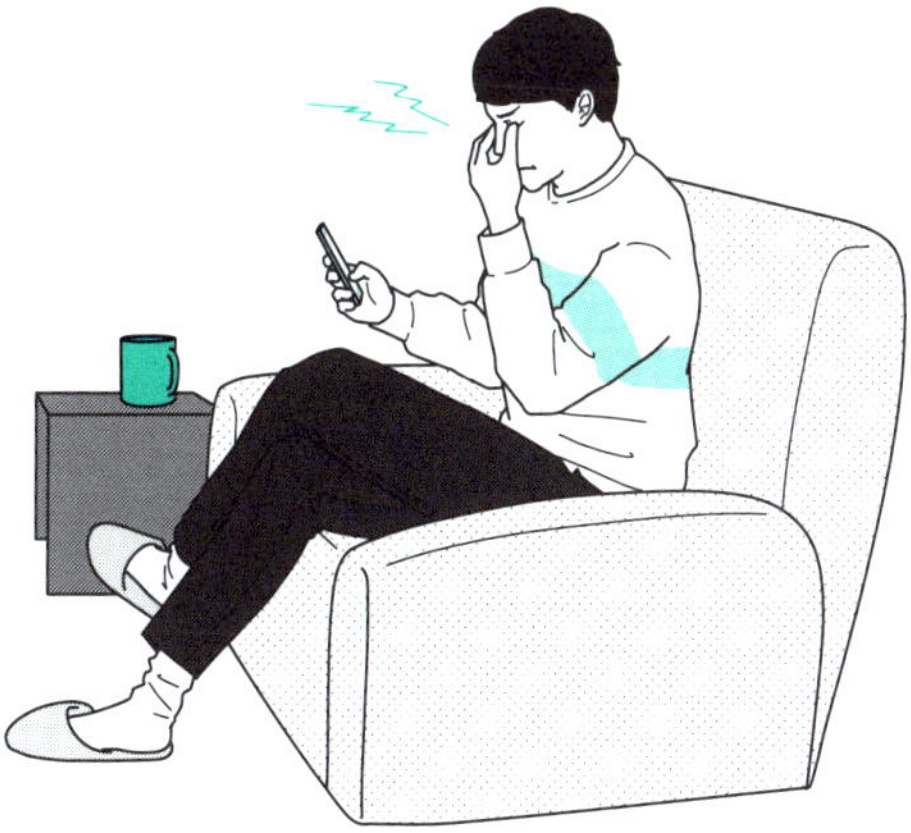

POINT

**パソコン、スマホの使いすぎに注意！
目に優しい環境づくりを。**

- 目の周囲を温め、しっかりと血流を送ることで、疲労物質を取り除く。
- 浴室の照明を電球色（オレンジ色）などに変えて、目と心を休ませましょう。

パソコンやスマホの使いすぎで、**「目の疲れ（眼精疲労）」**を訴える人が、近年急増しています。

とりわけ、デスクワークで一日中パソコンを使用する人は大変です。夕方ごろになると目が疲れて、こめかみや目頭をマッサージしているのではないでしょうか？症状が重くなると、頭痛や吐き気、肩こりなども誘発します。

眼精疲労の原因は様々ですが、**「目の周囲の血流が滞ること」**がその一つとして挙げられます。目の周囲の筋肉が緊張し、血の巡りが悪くなることで疲労物質が溜まってしまうのです。

そこで、役立つのがお風呂です。目の周囲を温めて血流をアップさせ、しっかりと血液を送ることで疲労物質（老廃物）を取り除くことができます。

蒸しタオルなどを目に当てて温め、周囲をマッサージすることで血流がよくなり、疲労物質の代謝を促進します。この場合、**お風呂の温度は38℃から40℃程度で、15分ほどゆっくり入る**のがいいでしょう。

最近「目の周りを温めるアイマスク」が人気を集めていますが、お風呂で実践すれば手軽ですし、お金もかかりません。

別の方法もあります。**42℃の熱めの温度のシャワーを目の周囲に当てることで、目の疲れをとる効果があるのです**（目はしっかりつぶってください）。

東京ガス・都市生活研究所の実験結果では、眼精疲労によって一時的に落ちた視力が回復したというものもあり、眼精疲労の改善にシャワーは役立つようです。

目に優しい環境のつくり方

また「浴室の照明を変えてみる」というのもいいでしょう。眼精疲労では、白い蛍光灯の光がまぶしくなり、つらく感じる症状も出てきます。また、日中の日差しのような白い光は交感神経を刺激して、よい睡眠につながりません。

オフィスの蛍光灯を変えるのはなかなか難しいかもしれませんが、せめて自宅の浴室などは目に優しいものに変えてみましょう。白色ではなく、**電球色と言われるオレ**

ンジのものがおすすめです。または「外（脱衣室など）だけ電気をつけて、お風呂場の電気を消す」というのも、すりガラスを通した柔らかい光が浴室に入り、目に優しいでしょう。

私たち現代人の生活は、ここ100年ほどで急激に明るくなりました。それまで人間は、昼間の太陽と、夕日のオレンジ色の光、そして夜はろうそく程度の光の中で生活していました。

人間の体の中では、生物として、太陽の動きとともにサーカディアンリズムという24時間周期のリズムが成り立っています。しかし、人間は、100年程度では変化しません。急激に光が増えれば、体がついていかないのも当然です。

いまさらパソコンやスマホのない生活に戻るのは難しいですが、せめて浴室くらいは100年前のように暗くして、目と心を休ませてあげてください。

「肩こり・首こり・腰痛」に効く入浴法

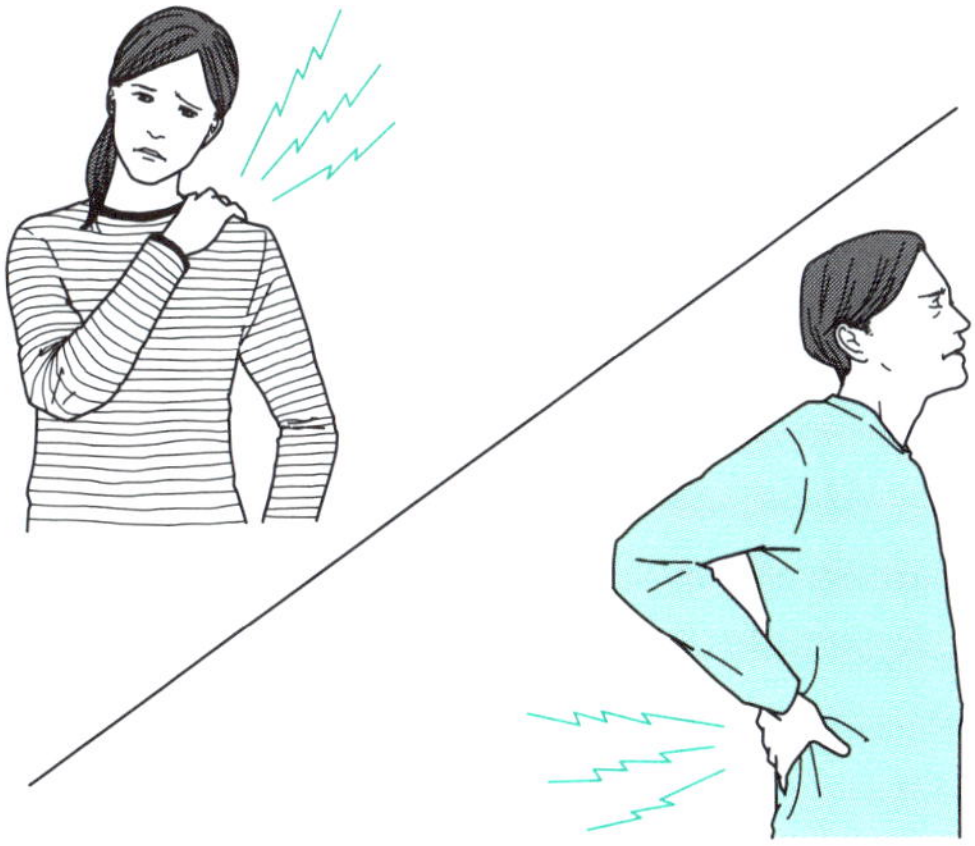

POINT

姿勢のクセや精神的ストレスが原因！

- 肩までお湯に浸かり、しっかりと温めて、全身に血を巡らせる。
- 肩や首を回すなど、軽い運動やストレッチをして筋肉をほぐす。

眼精疲労と同様に、日本人を悩ませる代表的な症状の一つが「肩こり」です。前項でも述べたように、現代人はパソコンを用いた長時間のデスクワークを強いられることが多いため、症状を訴える人が増加しているように感じます。

日本人の2人に1人が肩のこりを感じているという調査もあり、もはや国民病と言っていいかもしれません。

スマホの普及により、同じ姿勢でじっと画面を見続けることが増えたことも、肩こり・首こり人口増加に一役買っていることでしょう。

また、年齢を重ねると「四十肩」「五十肩」といって、つらい肩の痛みが慢性化することもあります。

肩こりは、肩の周辺にある「僧帽筋《そうぼうきん》」などの筋肉が緊張で硬くなり、血流が悪くなることが主原因です。その他、頭部の様々な器官（歯、眼、鼻、脳など）の疾患が原因となることもあります。

精神的なストレスによって発症することもあります。気づかいをしたりしすぎることで、肩や首などが緊張してしまい、それが肩こり・首こりにつながるのです。

肩こり・首こりでお悩みの人は、まず「肩までお湯に浸かって温める」ことが重要です。しっかりと温めることで、緊張した筋肉に血流を巡らせてあげましょう。

また、肩や首をゆっくりと回して、筋肉をきちんとほぐすことも大切です。

近年では「トリガーポイント」という考え方があります。肩こりなどで痛みが集中しているところ、硬くなっているところを指す言葉です。西洋医学ではトリガーポイントと言いますが、東洋医学ではツボとも呼びます。

そういう場所を温めながらゆっくりとほぐしてあげることで、痛みが緩和するのです（ただし、あまり強い力で揉みほぐすと、炎症を起こすこともあるので注意してください）。

「四十肩」「五十肩」は肩関節の周囲の靭帯《じんたい》のこわばりによるものです。電車でつり革をつかむとき、鈍い痛みが出たり、腕が持ち上がらないときは「四十肩」「五十肩」

のサインです。お湯で肩が温まったら、ゆっくり肩を回すなどの運動をするとよいでしょう。

お湯の温度と、浸かる時間は「40℃の湯に10分」がベスト。

すこしぬるいくらいのお湯にじっくりと浸かることにより、副交感神経が優位となります。心身をリラックスさせて、体の緊張をゆるめてあげましょう。

● 腰痛

眼精疲労、肩こりと並び、現代人の不調の代表として、腰痛が挙げられるでしょう。特に年齢を重ねていくと症状を訴える人が多くなっていきます。

腰痛の原因は、ひとつではありません。腰が痛む要因としては、筋肉の緊張が続き、発症してしまうケースが多いようです。また、椎間板《ついかんばん》ヘルニアや坐骨《ざこつ》神経痛などの病気もあります。

いずれにせよ、基本的にはお風呂の温熱効果で血流がよくなれば、腰の筋肉の疲労がとれ、慢性化した症状を緩和することができます。

しかし**「急性の腰痛」の場合は注意が必要**です。

いわゆる「ぎっくり腰」ですが、このケースでは、腰の筋肉に急激な炎症が起きている状態なので、医師の診断を受けるまで入浴は控えてください。

温熱効果以外で、腰痛に効く作用としては、「浮力」があります。お湯の浮力によって、腰にかかる負担が劇的に減り、症状が改善することが多くあります。40℃のお湯をたっぷり張って、15分ほどリラックスして入ってください。筋肉の緊張によって痛みが発生している場合は、この入浴法で大きな効果が見込めます。

「落ち込み・ゆううつ」に効く入浴法

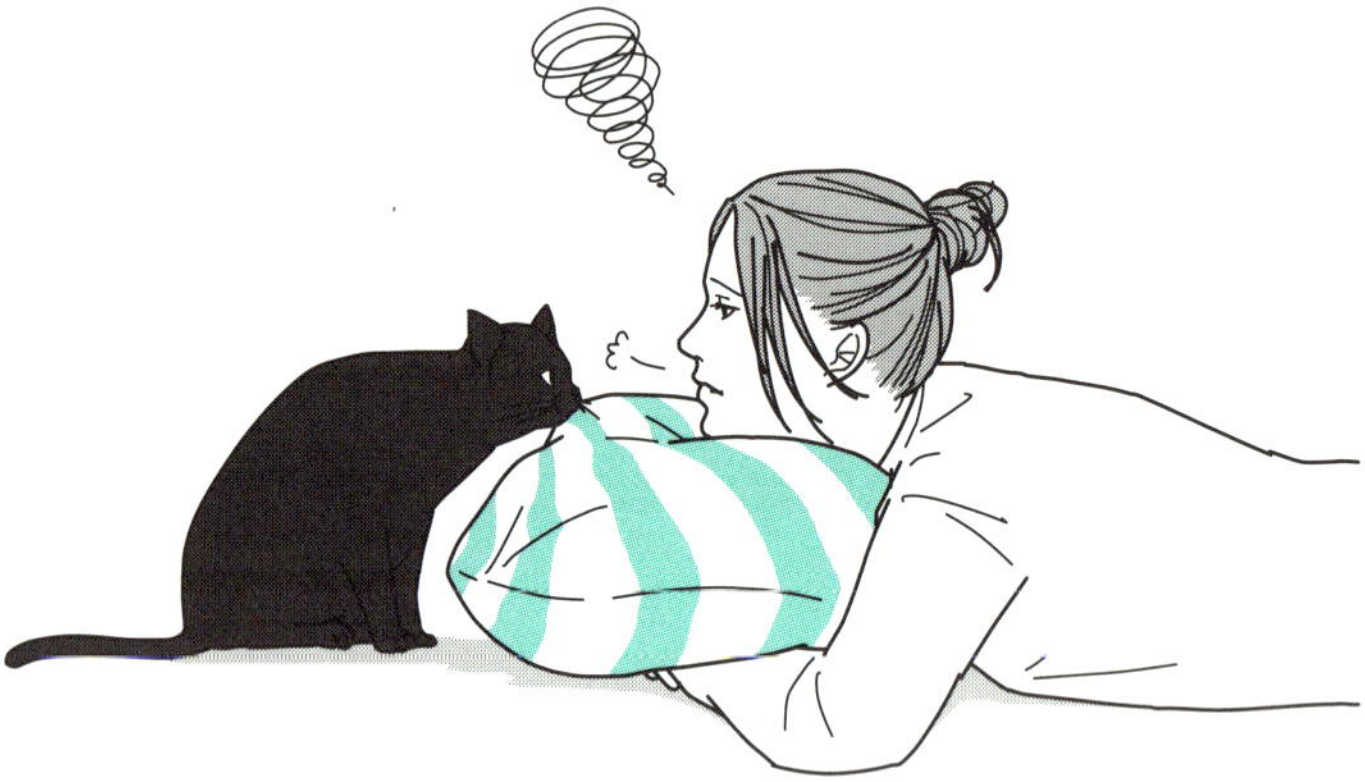

POINT

お風呂は、精神を健康にする！

- 入浴によるストレスの緩和効果は、医学的に認められている。
- 「イライラ・あせり」パターンと、「やる気がでない」パターンでは、それぞれ違う入浴法を試す。

入浴は、精神面の疲労やストレスにも効果があります。「入浴による不安の軽減効果」などは様々な医学的研究や心理学の実験などで明らかになっていることです。**フランスでは温泉療養が不安の軽減作用があることが明らかになっています。**また、ぬるめのお湯にゆっくり浸かることで、唾液に含まれているストレスホルモン（コルチゾール）が減っている、という報告もあります。

過度に精神的ストレスがかかっている場合、「やたらとイライラする・あせる」というパターンと「何もやる気がでない」というパターンがあります。

「イライラ・あせり」のパターンは、交感神経が優位になっている状態です。**40℃のお湯に、すこし長めの20分程度しっかり浸かって、副交感神経を優位にしましょう。**もちろん、汗をかいたら途中で湯船から出ていただいて結構です。

「やる気がでない」パターンでは、「イライラ」のときとは逆に、交感神経を刺激してあげる必要があります。**42℃のお湯に、5分間入ることで、交感神経のスイッチを**

入れることができます。

第1章で、「毎日お風呂に入る人は幸福度が高くなる」という調査結果を紹介しましたが、毎日お風呂に入ってストレスをやわらげてあげることは、精神的な健康を保つためにも有益です。

ただし、「面倒でお風呂にも入ることができない」「不安で会社や学校に行けない」「急に悲しくなって涙が出る」など、重度のうつ状態の場合は、専門医に診てもらうことを最優先にしてください。

●「ヒートショックプロテイン」の注意点

近年の入浴研究では、**「ヒートショックプロテイン」**の効用が、話題になることがあります。入浴の温熱刺激によって体温が上がると「ヒートショックプロテイン」という抗ストレスタンパク質が分泌され、免疫機能を強化したり、細胞の修復を促したりする、というものです。

「強い刺激に反応して、体を守る作用」とも言えるでしょう。

41℃のお湯なら15分、42℃なら10分入ることで、2日後に「ヒートショックプロテイン」と、ウィルス感染を防御する「NK（ナチュラルキラー）細胞」が増加したという研究結果があります。

2日後に何らかの試験や試合などを控えている場合、こうした入浴法で精神的なストレス耐性を高めておけば、当日によいパフォーマンスを発揮できるのでは、という考えもあります。

しかし、私としては、この入浴法は、注意が必要と考えています。41～42℃で10分～15分の入浴というのは、のぼせや血圧上昇のリスクもあり体への負荷が高いためです。

ヒートショックプロテインの作用は実験などで明らかになっており、多くの研究機関で研究されています。しかし、長期的に体にどういう影響を及ぼすかは、まだ完全にはわかっていません。

アスリートなどが専門家の指導のもとで試してみるのはいいかもしれませんが、一般の方が不用意に実践すると、体にダメージを与え、かえって不調を起こすこともあり得ます。

第3章

つらい症状に効く!

不調別の入浴法

「風邪」に効く入浴法

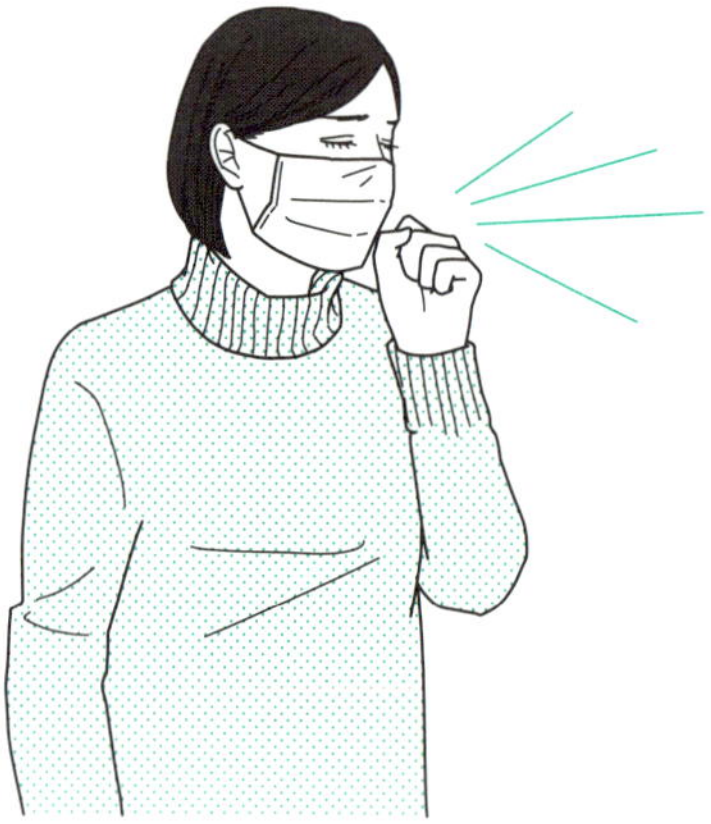

POINT

高熱でなければ、お風呂に入ってもＯＫ！

- お風呂で体を温めることで、ウィルス撃退効果が期待できる。
- 湯冷めは、風邪の症状を悪化させる可能性あり！　入浴後はすぐに布団に入ること。

みなさんは、風邪をひいたとき、お風呂には入っていますか？

一般的に「風邪のときは、お風呂に入ると悪化する」と思う方が多いかもしれません。しかし近年では、**「風邪のときに入浴しても問題ない」という意見が主流**になりつつあります。

2000年に発表された小児科医に対する調査では、「入ってもよい」とする肯定派が88％、「入るべきでない」とする否定派が12％という結果になりました。

肯定派が多数ではありますが、とはいえ医学的に「入ってもよい」と完全に決着がついているわけではありません。

この問題に答える医学研究はまだ少なく、肯定派に関しても「重大な症状がなければ」というように、条件付きで認めている場合も多いのです。

この調査では、否定派には高齢の医療関係者が多いことがわかりました。

これには、日本の住宅事情の変化が関係していると思われます。

一般家庭に暖房設備・お風呂設備が普及したのが１９６０年代以降ですが、それまで多くの人々は銭湯を利用していました。秋〜冬の夜道は冷えるので、入浴後に湯冷めすることも多かったでしょう。また、暖房設備も現在のような水準ではなく、部屋をしっかり温めることができていなかったことでしょう。

このように、かつての日本は湯冷めしやすい環境だったのです。

湯冷めは風邪を誘発・悪化させる原因となります。このことから、「風邪のときはお風呂を控える」という考え方が広まっていたのではないかと考えられます。

それでは、湯冷めしにくいお風呂事情になった現代において、風邪のときにお風呂に入るのはＯＫでしょうか？　ＮＧでしょうか？

風邪のときのお風呂が「プラス」になることも

入浴の専門家としての回答は「基本的には入ってOK」というものです。

私たちが風邪をひくのは「ウィルス」に感染するからですが、このウィルスをやっつけてくれるのは、体内の「免疫システム」です。

ウィルスは高温に弱いので、免疫システムは体の温度を高めてウィルスをやっつけます。これが「風邪の発熱」の原理です。

お風呂の作用で体温が上がれば、そこはウィルスにとっては嫌な環境になります。

また免疫物質もはたらくようになるので、むしろ「風邪のときのお風呂」はプラスになる可能性もあります。

また、**風邪のウィルスは湿気に弱い**という性質もあります。浴室の湯気や蒸気でウィルスを弱らせることで、のどや鼻の不快症状の緩和にも役立つでしょう。

風邪をひいた子どもを「お風呂に入るよう指導したグループ」と「入らないように指導したグループ」に分けて、その後の経過を調査した研究があります。

このときは、いずれも風邪の治りには特別な影響はなかったという結果が出ました。

人間の体は複雑ですし、様々な要因が影響するので、一度の医学的研究だけで断言することはできませんが、ひとつの参考にはなると思います。

ただし、**37・5℃以上の高熱の場合は体力が低下しており、入浴が体の負担になることもありますので、控えたほうが無難**です。

37・5℃以下の微熱で、体調がそれほど悪くない場合に限り、40℃ほどの湯温のお風呂にサッと入り、入浴後は湯冷めしないようにすぐに布団に入るのはおすすめです。

ただし、風邪のような症状であっても、実は別の病気ということもありえます。入浴する場合は、主治医と相談してからにしましょう。

「胃痛・神経痛」に効く入浴法

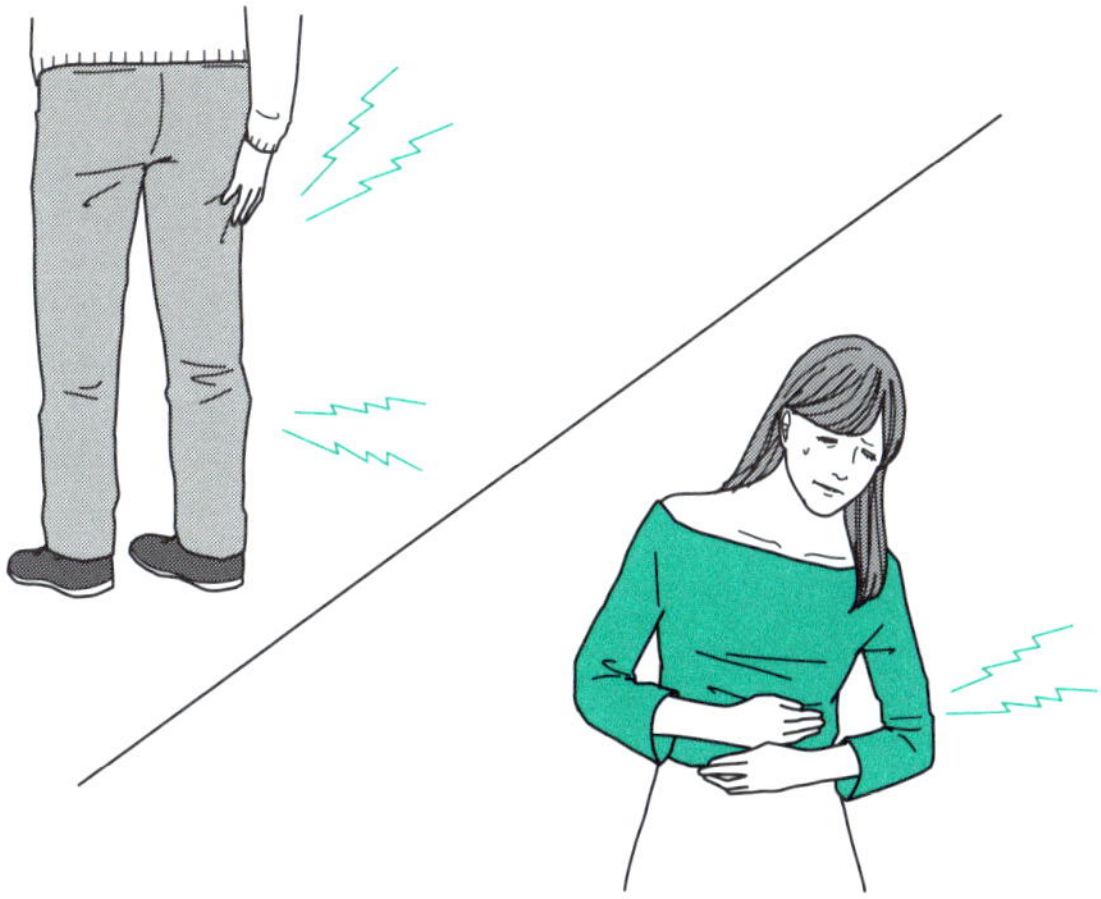

POINT

痛みの種類で入り方を変えるのが、症状をやわらげるコツ。

- 「胃液が出すぎているパターン」と「胃液の出が悪いパターン」で入り方を変える。
- 神経痛は、38～40℃のぬるめのお湯で副交感神経を刺激する。

「胃」は、食べ物を貯蔵、消化、吸収するはたらきを持つ重要な器官です。ストレスや暴飲暴食、アルコール、喫煙、寝不足など、不摂生な習慣を続けていると、荒れてしまい「胃痛」を起こします。

胃痛には主に「胃液が出すぎている」と「胃液の出が悪い」という2つのパターンがあります。

胃液には入ってきた食べ物などを溶かすはたらきがありますが、多くなりすぎると胃の粘膜を溶かしてしまうことになります。これが**胃潰瘍《かいよう》**と言われるもので、精神的なストレスが原因になる傾向にあります。

胸やけ（逆流性食道炎）も胃液過多が原因です。消化される途中の食べ物が食道に逆流し、そこにとどまることで炎症になり、胸の不快感や痛みの症状が出ます。

熱いお湯で「交感神経」のスイッチを入れることで、内臓のはたらきが抑えられて胃液が少なくなり、症状がやわらぎます。

42℃のお湯に5分ほど入り、いったん上がって休んでからまた浸かる。これを2～3回繰り返してみてください（ずっと入り続けるのは避けてください）。

これが「胃液が出すぎている」パターンの処方です。

「胃液の出が悪い」パターンでは、消化不良による胃痛・胃もたれにつながります。こちらは先ほどとは逆に、**副交感神経にはたらきかけることで内臓のはたらきを活発にし、胃液を出す必要があります。**38℃から40℃、ぬるめのお湯に15分ほど入りましょう。

● 神経痛

痛みやしびれを伴う神経痛には、坐骨《ざこつ》神経痛・肋間《ろっかん》神経痛・三叉《さんさ》神経痛・肌に発疹ができる帯状疱疹《たいじょうほうしん》などの種類があります。

神経痛の刺すような痛みはとてもつらいものですが、温めることで神経の活性がお

さえられ、症状がやわらぎます。また、血流をよくすることで痛みの原因物質を押し流すという効果もあります。

ここでのポイントは**「40℃以下のぬるめのお湯」**にすること。42℃以上では交感神経が優位になって筋肉が緊張し、痛みを強く感じるようになってしまいます。

神経痛が慢性化してしまうと、常に痛みを意識するようになり、生活の質が下がってしまいます。入浴でしっかりとセルフケアをしてあげることが大切です。

「冷え性」に効く入浴法

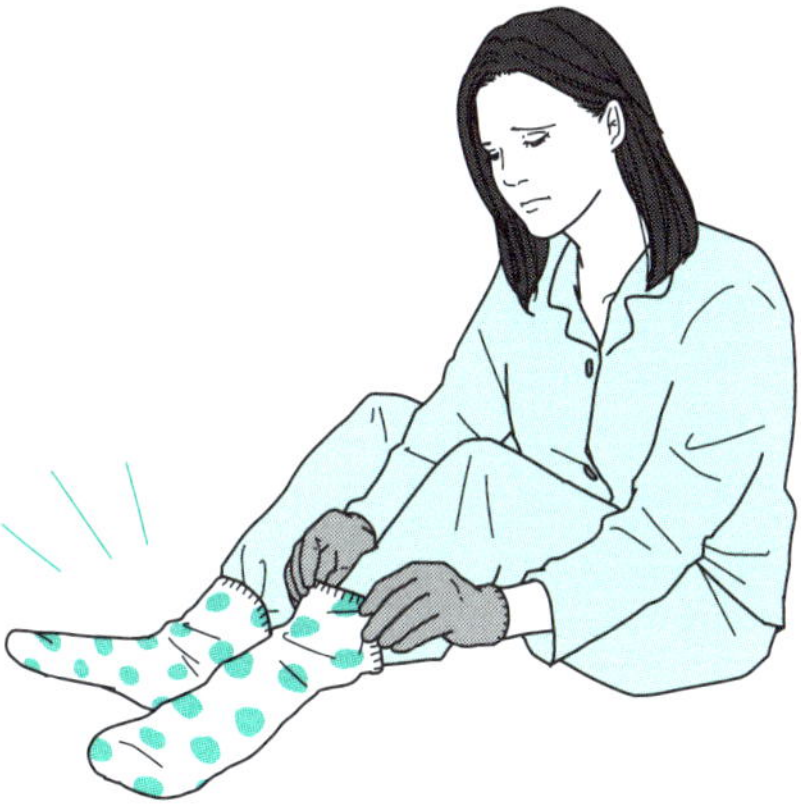

POINT

熱いお湯ではなく、ぬるめのお湯！

- 温めようとして、やたらと熱いお湯に入るのは避けましょう。
- 冷えの対策には、40〜41℃程度のお湯に10分ほど浸かること。

冷えに悩む人には「ぬるいお湯に入りましょう」とアドバイスをしています。すると、たいていの人からは、けげんそうな顔をされます。「冷え性には、熱いお湯のほうがいいのでは？」ということでしょう。しかし、これにはきちんと医学的な理由があります。

そもそも「冷え」とはいったい何でしょうか？　冷えに悩む人は多く、特に女性では約半数の人が冷え性であるといった報告もあります。

これは日本人に特有の症状とも言われており、驚くことに、海外では冷えという概念がありません。そのため現代西洋医学をベースにしている医学部の教育では冷えを習う授業はほとんどなく、おそらく漢方薬の授業の中ですこし触れるくらいでしょう。

女性に冷えを訴える方が多いのは、男性と比べて筋肉量が少ないからだと言われています。筋肉は血流をよくし、熱をつくるはたらきがあるためです（とはいえ、私が大学の講義で学生たちに質問したところ、男子学生でも冷えの症状を感じている人はいましたので、男女共通の悩みとも言えます）。

現在、冷えは一般的に「体に自覚的な冷えの苦痛があるもの」「体幹と末梢の温度差が大きい」「いったん冷えると体温の回復が遅い」などとされています。特に手足の末端が冷えると感じる方も多いようで、症状の緩和にお風呂は必需品となっています。

● 熱いお湯に入ってはいけない

冷えの対策には体の温めが大切、と考えてやたら熱めのお風呂に入る人もいるでしょう。**しかしこれは誤りです。** 確かに、42℃以上のちょっと熱めの湯に浸かりますと、体温も一時的には上がり、手足の皮膚の温度も上がります。

しかし、熱い湯で急に体温を上げても、体の温まりは持続しません。なぜなら、人の体は急な体温上昇があると、汗をたくさんかいて急速に体温を下げようとはたらくからです。結果として、体温は急速に下がっていくので、冷えの症状は改善しません。

ですので、冷えの対策には、40〜41℃程度のお湯に浸かることをおすすめしています。実際、私が出演したあるテレビ番組の実証実験で、41℃のお湯に浸かった後と、42℃のお湯に浸かった後の皮膚の温度変化をサーモグラフィーという機器で時間を追って測定しました。

入浴直後は42℃の方が体温も高いのですが、1時間後には41℃の方が体の温まりが保たれていたのです。通常は40〜41℃で入浴時間は10分で充分ですが、足りない場合はちょっと長めに浸かってもいいでしょう。

ふつうに考えれば「冷えは熱いお湯で改善する」と思ってしまいがち。しかし、それが効果的でないこともあるのです。

「アトピー性皮膚炎」に効く入浴法

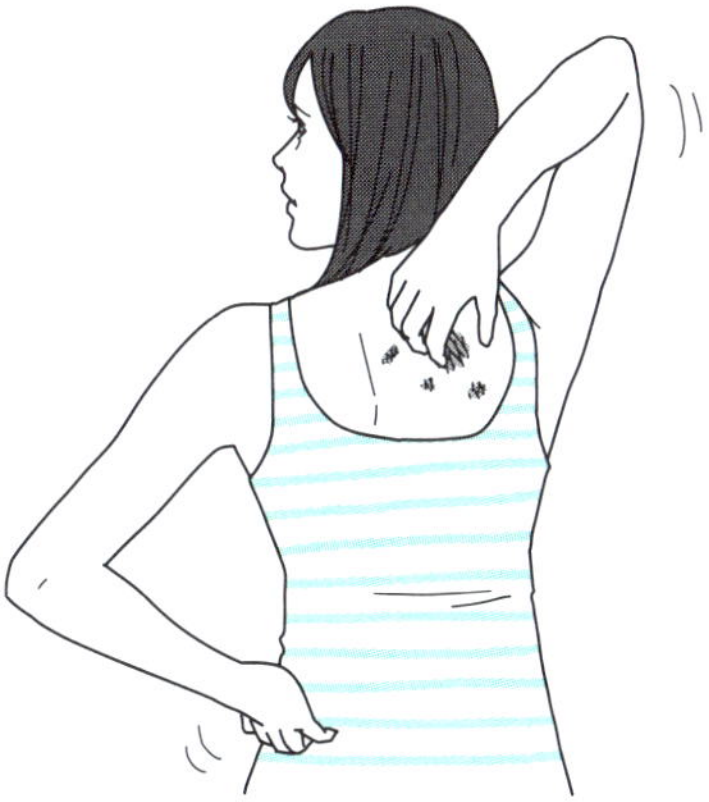

POINT

熱いお湯での入浴が「皮膚乾燥」の原因に。

- 42℃以上の熱いお湯は厳禁！かゆみを生む物質がつくられてしまいます。
- ゴシゴシと皮膚をこすらないように注意。シャンプーやボディソープは使いすぎないように。

アトピー性皮膚炎の原因もひとつではありません。食べ物などの内因性、皮膚のバリア機能低下による外因性、またはそれらの複合など、生活環境や体質によって様々で、明確に原因を特定するのは困難です。

しかし、いずれの場合でも、入浴時に注意しておきたいポイントがあります。

まず気をつけていただきたいのは**「42℃以上の熱いお湯は厳禁」**ということです。

アトピー性皮膚炎で、かゆい場所に熱いシャワーを当てると、一時的には気持ちよく感じます。しかし、42℃以上のお湯は、かゆみを生む「ヒスタミン」という物質をつくるので、結果的にかゆみが増してしまうのです。

ですので、**皮脂や角質層のバリアを変化させることのないぬるめのお湯に入ってください。**

また、アトピーを悪化させる要因として「皮膚の乾燥」があります。

「お風呂に入ると皮膚がうるおうのでは？」と思う方も多いでしょう。確かに、お風呂上りは皮膚の水分量が増え、皮膚が一時的にうるおいます。しかし、私も実験を行いましたが、湯船から出て10分もすると、入浴前のレベルまで水分量は戻ってしまい、それ以降は**入浴前よりむしろ皮膚の水分量が減ってしまう**のです。

なぜ、お風呂上りは乾燥が進むのか？

なぜお風呂上りは乾燥が進んでしまうのでしょうか。ポイントの一つはお湯の温度。42℃を超える熱い湯は皮膚の乾燥を強めてしまうのです。乾燥の指標は主に二つあります。

一つ目は皮膚の一番外側にある「角質」の水分量です。38℃と42℃のお湯での入浴後、この角質の水分量を測定した実験報告では、お風呂上りの10分後で、38℃も42℃も入浴前とほぼ同じ水分量となり、30分後では、どちらの温度でも入浴前より水分量が減り、皮膚が乾燥してきました。

60分を経過したところでは、38℃では横ばいとなりましたが、一方42℃ではさらに皮膚乾燥が進み、結果として42℃のほうが皮膚が乾燥した、というものでした。

一つ目は経表皮水分蒸散量です。これは、皮膚からどれだけの水分が蒸発して失われていっているのかを測定したものです。当然、蒸散量が多いほど、皮膚が乾燥しやすくなるということです。

同じように38℃と42℃のお湯での入浴後、この経表皮水分蒸散量を測定した実験報告では、お風呂から出て30分後の測定では、38℃と比較して42℃では皮膚からの水分蒸発が多かったと報告されていました。

以上の二つの指標を見ると、42℃のお湯での入浴は皮膚の乾燥を強めるということがわかりました。お風呂は皮膚を清潔にする作用がありますので、アトピーにとって利点が多いのは間違いありません。しかし、正しい方法で入る必要があるようです。

お湯に浸かることによって皮膚表面の皮脂が取り去られ、保湿成分がお湯に溶け出し、皮膚は乾燥しやすくなるのですが、この作用は特にお湯の温度が高いと強く出ると考えられます。寒い冬は38℃のお風呂ではさすがに温まらないと感じるかもしれませんが、皮膚乾燥のことを考えると熱くても40℃程度までのお風呂がおすすめです。

また、体を洗うときは、かゆみがあったとしても、決してゴシゴシこすらないでください。泡で優しくなでるように洗うことが大切です。

界面活性剤（シャンプーやボディソープ、石鹸）は使いすぎず、また、肌に刺激の少ないものを選んでください。気になる人は、赤ちゃん用、子ども用などを使用するのがよいでしょう。

また、最近はお風呂（浴室）の中で保湿ケアを行うことができる化粧品類も開発されています。お風呂の中で行うスキンケアを私は**インバスケア**と呼んでいますが、時短にもなるので忙しい方におすすめです。

「高血圧・低血圧」に効く入浴法

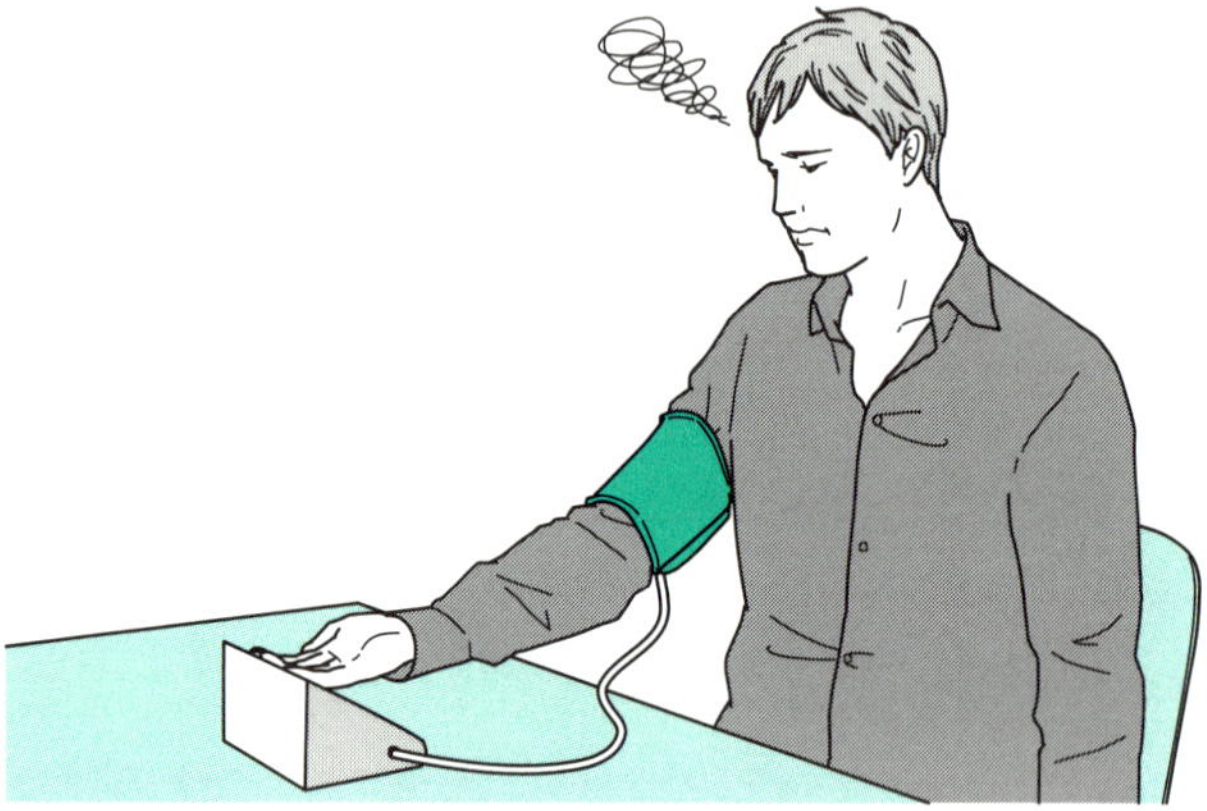

POINT

血圧が高めでも、ぬるめのお湯ならOK！

- 高血圧の方は、ヒートショックが起こる可能性もあるので、入り方には注意。
- 低血圧の方は、「温冷交代浴」が有効！　自律神経を整えましょう。

血圧が高めの人であっても、お風呂に入ることは問題ありません。熱いお湯は控えていただきたいのですが、**ぬるめのお湯であれば、血圧を下げる効果があります。**

ぬるめのお湯の入浴は、血管を拡げて血流をよくするため、結果的に血圧を低くする効果があります。

ある研究によると、**入浴後の8時間、血圧が下がる効果が続く**とのことです。

高血圧は、血管が硬くなるため、脳卒中や心筋梗塞につながる危険性があります。血圧が高めの方は、ぬるめのお湯にしっかりと浸かり、血圧を下げていきましょう。

しかし、注意点があります。第1章でも述べたように、**「寒い脱衣所から急に熱いお湯に浸かり、また寒いところに移る」という行為は、避けてください。**

人間の体は、寒いところでは交感神経が刺激され血圧が上がるようになっています。そこでさらに熱いお湯に浸かって血圧を上げてしまうのは危険です。

また、目安としてリビングと脱衣所の温度差が5℃以上あると、急激な血圧の上昇につながりますので、入浴前には脱衣所を温めておきましょう。

また、ご高齢で血圧が高い方、またはそのご家族、介護者の方にも注意していただきたいことがあります。

私たちの研究グループによる研究で**「入浴前の160／100を超える血圧は、入浴に関連する事故のリスクになる」**ことがわかったのです。

具体的には、入浴前の上の血圧が160以上であることが入浴事故の発生と3・63倍の関連がありました。また、入浴前の下の血圧が100以上であることは、同様に事故と14・71倍の関連がありました。

この結果は全国2330か所の訪問入浴を実施している事業所に対して調査を行ったもので、596件の入浴事故事例、及び1511件の正常事例を比較解析した統計学的な結果です。

もちろん、個人差もあるので、この研究結果による血圧値もやはり絶対的なものではありません。入浴の可否判断は普段の体調などを踏まえて個別に行われるべきものであるということはご考慮ください。あくまで安全な入浴を楽しんでいただくための目安の一つとして参考にしてください。

●低血圧

低血圧の方にも、毎日の入浴はとても有益です。

血圧が低い方が訴える症状に、めまいや立ちくらみ、起床時のだるさなどがあります。これらの症状で悩む方におすすめなのが、第2章で紹介した「温冷交代浴」の低血圧バージョンです。

40℃程度のお風呂に3分ほど入り、その後、25℃前後の水を手足に10秒ほどかける。これを5～6回ほどくりかえしてください。

「血管の拡張」と「収縮」を繰り返すことで、自律神経の調整機能が高まります。

寝起きがだるく、シャキッとした朝を迎えられない方は、眠い目をこすりながら、なんとかしてシャワーを浴びてみてください。

42℃の熱めのシャワーをさっと浴びることで交感神経を刺激し、仕事モードにすばやく入ることができます。

「花粉症」に効く入浴法

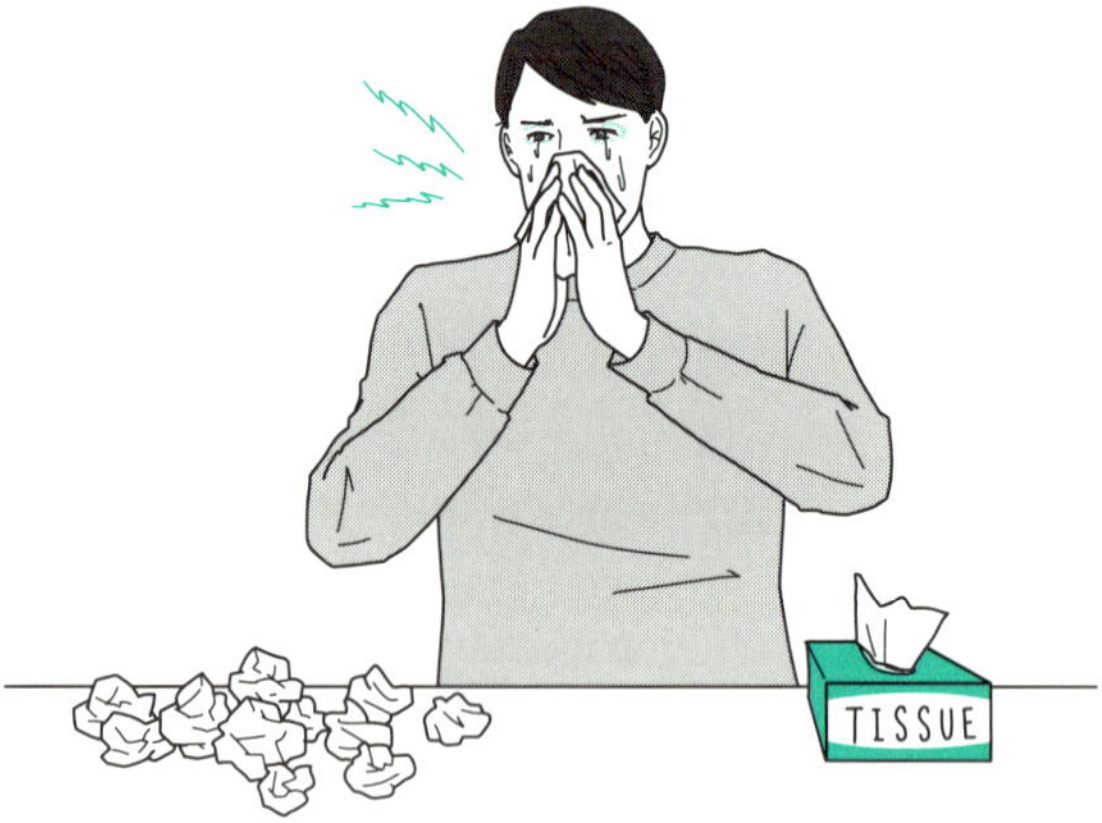

POINT

シャワーやお風呂で、花粉をしっかり取り除きましょう。

- 帰宅したら、すぐシャワー・風呂で花粉を除去。すぐにベッドに寝ころんだりはしないように。
- 「湯気」に鼻づまり解消効果アリ！　ドイツやフランスで行われている療法です。

花粉症は、ご存じのとおり、花粉に対するアレルギーです。多くの日本人が悩まされる症状のひとつと言えるでしょう。特に春先の花粉症はスギ花粉によるものです。

アレルギーとは、体を守る免疫機能が、本来、体に害が少ないものを敵と間違えることで起こる過剰な防御反応です。この原因となる物質を「アレルゲン」と呼びます。

花粉症シーズンには、花粉症の薬を常に使用しているという方もいるかもしれませんが、根本的な治療ではありませんし、場合によっては副作用なども考えられます。

花粉症対策の基本はアレルゲンとしての花粉の除去です。外出をすると、衣服の他、髪や顔、その他露出している部分に花粉が付着します。このままではアレルゲンである花粉をそのまま室内に持ちこむことになります。

帰宅したらまずは着替えて、花粉を室内に持ちこまないことです。

髪や顔など体に付着した花粉を除去するにはシャワーやお風呂が有効です。帰宅後、着替えたらすぐに入浴するとよいでしょう。髪に付着した花粉もしっかり洗い流すようにします。

入浴せずにそのまま布団に入ると、髪や体に付着した花粉をそのまま布団に持ちこむことになります。布団に花粉を持ちこむと、夜間にもアレルゲンと接触することとなり、花粉症が悪化することになります。

このとき、注意するのは、**シャワーやお風呂の湯を熱くしすぎない**こと。先述したように、42℃を超える湯で入浴すると、アレルギー症状を悪化させるヒスタミンという物質が生まれることが研究でわかっています。

● お風呂の「湯気」に、鼻づまり解消効果が

また、お風呂の「湯気」にも花粉症の、特に「鼻づまり症状」をやわらげる効果があると考えられます。

花粉症による鼻づまりは、鼻の粘膜の充血によるものなので、お風呂に入って血流

をよくし、温かな湯気を吸い込めば、鼻づまりも一時的に解消します。

湯気を吸い込むことは気道に適度な湿り気を与えますし、気管の異物を排出させるための繊毛《せんもう》運動を正常化するのです。

湯気の吸入はドイツやフランスなどではよく行われている温泉療法の一種です。

また、お風呂は鼻づまりだけではなく、他の症状もやわらげてくれる可能性があります。**最近の研究では、顔面へのネブライザー療法（薬品を含んだ湯気をあてる治療法）で花粉症の症状である涙目、目のかゆみ、顔の乾燥感が改善したという研究報告があります。**

昔からの眼科での処置として、蒸しタオルや器具で目を温める「温罨法《おんあんぽう》」という方法もあります。

これらの報告を踏まえると、お風呂に入って湯気が顔にあたることで、目や顔の症状が改善するということも考えられます。

「加齢臭・二日酔い」に効く入浴法

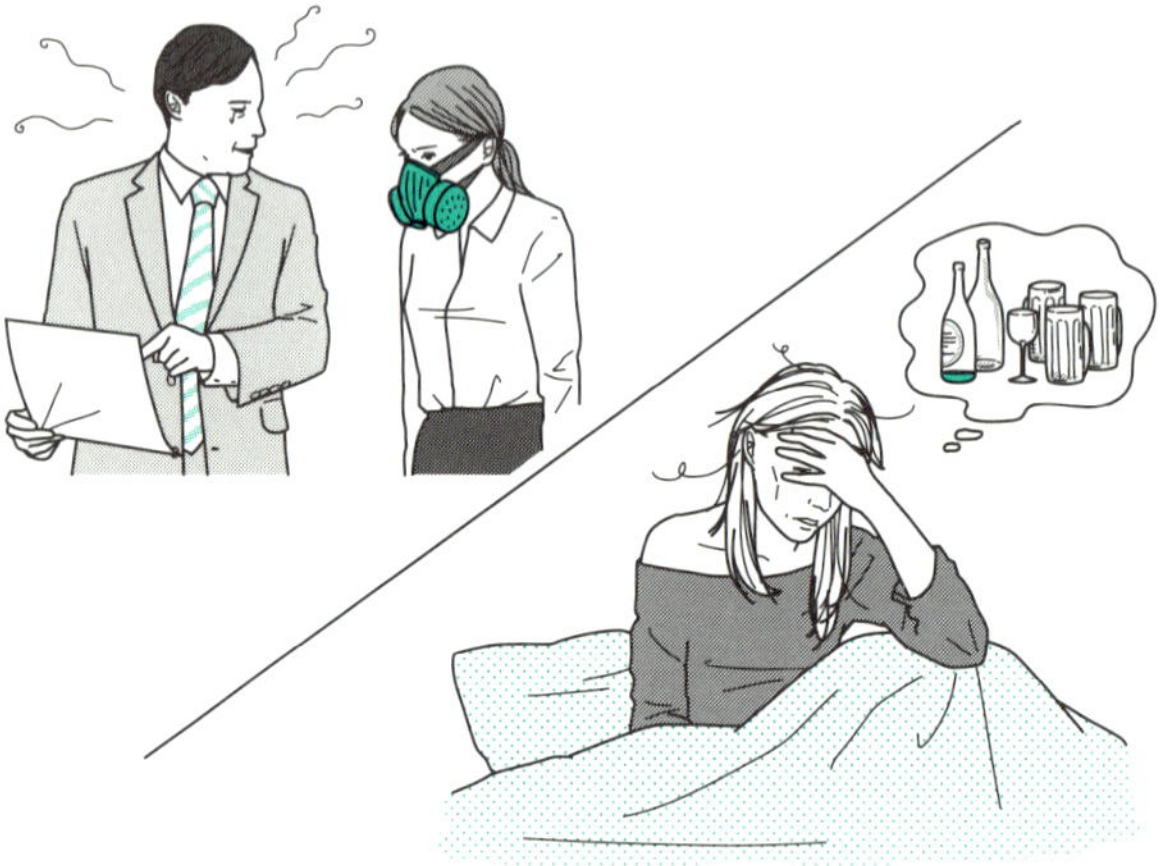

POINT

加齢臭には、朝シャワーが劇的効果！

- 朝に1分間シャワーを浴びるだけで、夕方までニオイが軽減する。
- 二日酔いには、お風呂の「静水圧作用」が効果的（脱水症状には注意）。

年齢を重ねると、誰しも加齢臭が気になってきます。冬場はともかく、夏場の満員電車などはその距離の近さや暑さなどから、不快感が高まってしまいます。スメルハラスメントという言葉もありますが、加齢臭は本人が悪いわけではなく、生理現象なので、周囲もなかなか指摘しづらいものなのです。

東京ガス・都市生活研究所による調査では、**「自分の体臭が気になる人の割合は60％、他人の体臭が気になる人は85％」**というアンケート結果がありました。自分の臭いには気づきにくいのですが、他人の臭いは気になってしまうもの。周囲に不快感を与えないように、お風呂でセルフケアをしておきましょう。

体臭は、皮膚や汗、古くなった角質（垢）を皮膚常在菌が分解することによって発生するとされています。

その中でも加齢臭は、皮脂に含まれる「９-ヘキサデセン酸」という脂肪酸が、加齢によって分解されることで発生すると言われています。

先の東京ガスの研究では**「朝、1分シャワーを浴びれば夕方まで体臭を抑えられる」**という報告がありました。1分のシャワーで、皮脂量が大きく低下するとのことです。

これまでに紹介してきたとおり、朝に熱めのシャワーを浴びることで、交感神経にもスイッチが入ります。すっきりとした朝を迎えられ、さらに加齢臭も軽減する、朝シャワー習慣を取り入れてみてはいかがでしょうか?

二日酔い

「年末年始は飲み会続きで、連日二日酔い」という方もいるでしょう。間接的にではありますが、二日酔いの解消には、入浴が役立つと考えられます。

二日酔いの主な症状である頭痛や吐き気、だるさなどは、アルコールを分解する過程でできる「アセトアルデヒド」という物質が原因と言われています。

アセトアルデヒドの分解には水分が必要であるため、二日酔い対策には、まず水分補給が大切です。

アルコールには利尿作用がありますので、飲み会の最中や終わった後に、尿として多くの水分を排出しています。そのため、体が水分不足になっており、アセトアルデヒドの分解が進まなくなってしまうのです。

二日酔いのときは、まず水や薄めのスポーツドリンクなどで水分補給をしましょう。

脱水症状が改善したら、38℃のお湯に15分程度入りましょう。**すると静水圧の作用で利尿作用がはたらきますので、二日酔いが早く抜けると考えられます。**

ちなみに、飲酒直後の入浴は避けてください。アルコールは血管を拡げるため、脳貧血を起こす可能性もあります。

「痛風」
に効く入浴法

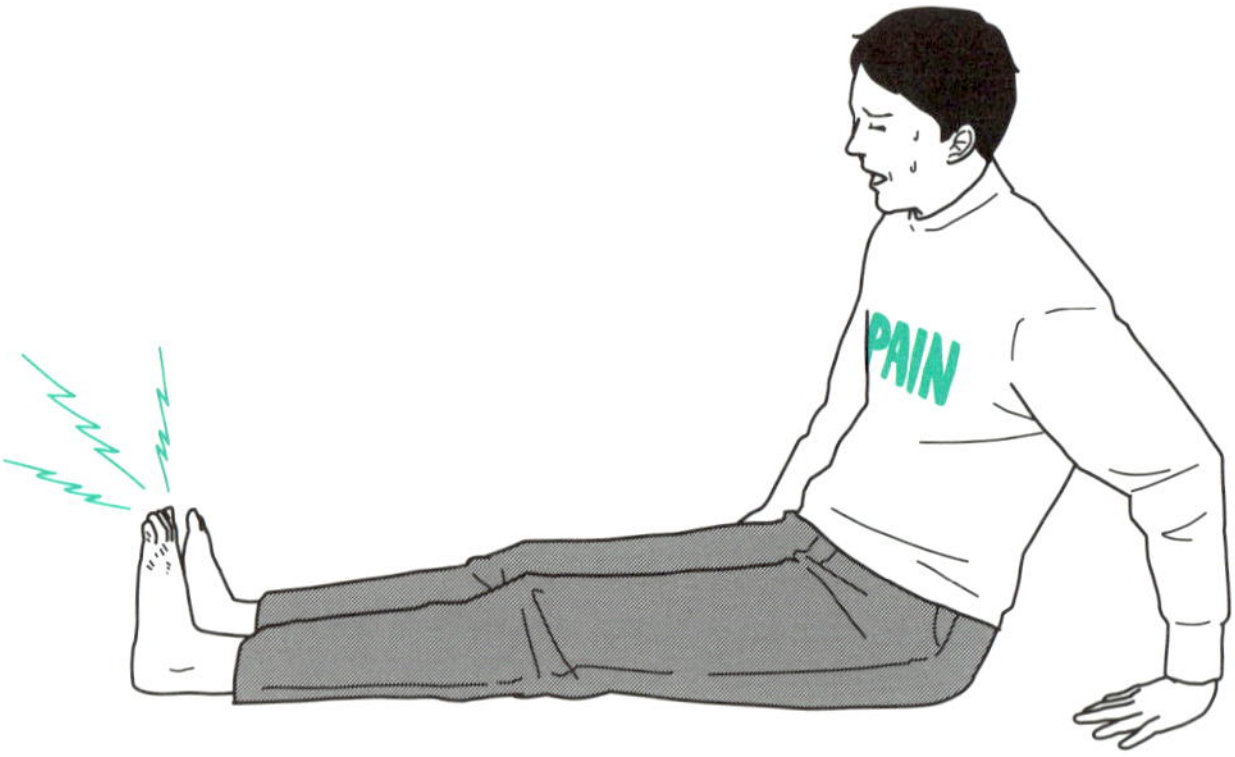

POINT

お風呂の「利尿作用」で尿酸を外に出しましょう。

- 痛みが残っているときは入浴禁止。
- 痛みがやわらいでから、ぬるめのお湯に。
マッサージは炎症を起こす可能性があるので禁止。

痛風は、一般的に「ぜいたく病」と呼ばれることが多く、普段の食生活が原因とされてきました。しかし近年では、遺伝的要因が大きいと言われており、そのあたりは完全には明らかになっていません。

しかし、痛みの原因となるのは「尿酸」という物質であることがわかっています。血液中の尿酸値が高くなると、尿酸の結晶が関接内に沈着し、そこに白血球が反応することで痛みが起こります。

この病気の特徴的な点は**「発症するのは、圧倒的に男性が多い」**ということです。東京女子医大が実施した調査では、男性が98・5％で女性はわずか1・5％だったとのことです。なぜかと言うと、痛風の原因となる尿酸の血液中の濃度（血清尿酸値）が男性のほうが高いからなのです。

痛みがあるときは、入浴してはいけません。痛風は急性の炎症なので、炎症部分の血行をよくすることで痛みを悪化させる可能性もあります。

強い痛みがあるときは、保冷材などで患部を冷やして炎症の痛みをやわらげるのが有効です。この段階ではお風呂に入らず、早めに医師に診察してもらうことが重要です。

お風呂の出番は、痛みがやわらいできた頃です。水分をたっぷり摂った上で、38～39℃程度のぬるめのお湯に20分ほど浸かりましょう。水圧による利尿作用がはたらいて、尿酸を排出する効果があります。

ただし、お風呂で患部をマッサージすることは控えましょう。患部の炎症が再発する恐れがあります。

「生理痛・ＰＭＳ・更年期障害」に効く入浴法

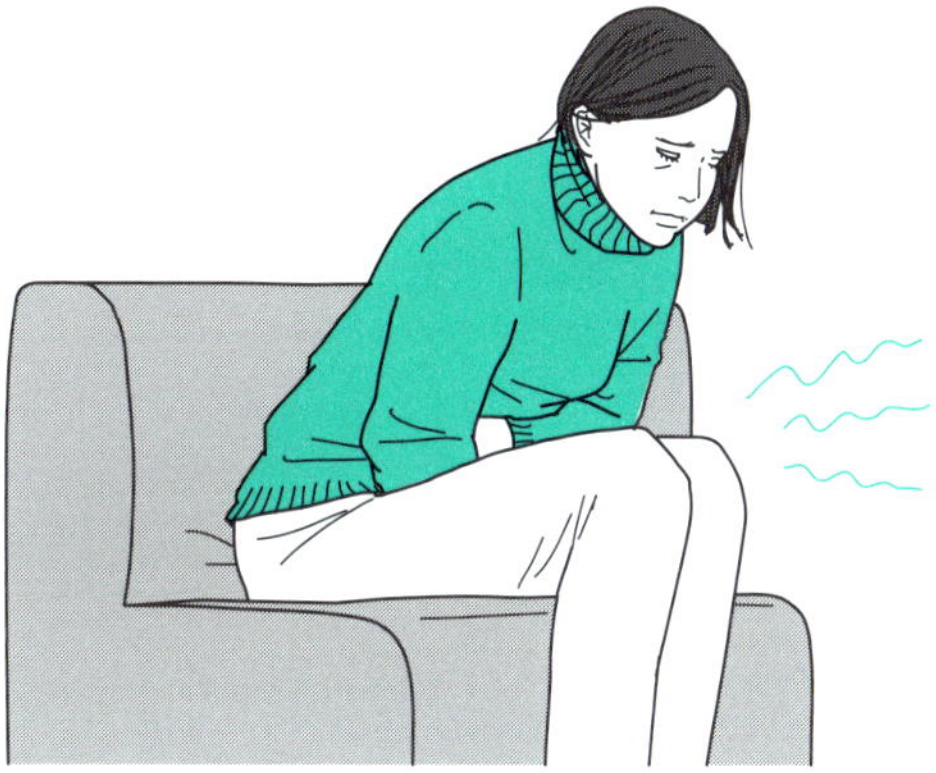

POINT

血流をよくして、副交感神経をリラックスさせる。

- 生理中の入浴もＯＫ。痛みやイライラをやわらげる効果アリ。
- 更年期障害は男性にもある。男性ホルモンの減少で様々な不調が出ることも。

生理痛やPMSなどの月経前後の体調不良には入浴が効果的にはたらきます。月経前後には、ホルモンバランスの崩れ、子宮の変化などで、頭痛や吐き気、イライラやうつ症状などが起こります。その際、入浴の温熱効果で血流をよくして、リラックスすることで症状をやわらげることができるのです。

生理が始まったら、初日はシャワー程度で済ませていただきたいのですが、3〜4日目からは湯船に入って体を温めましょう。40℃のお湯に15分浸かり、出る直前に42℃のお湯で追い炊きをして、下半身をしっかりと温めてあげてください。

生理中の入浴はタブーではなく、入ってもまったく問題はありません。経血が流れ出てしまう不安があるかもしれませんが、湯船の中では水圧で抑えられているので、出てくることはありません（湯船から上がるときに流れ出る可能性はあります）。

家族と暮らしている方であれば、入浴の順番を最後にするなどの工夫をすれば大丈夫でしょう。

生理痛やPMSは、女性、特に症状が重い人にとってはかなりの精神的ストレスになります。お風呂にゆっくり浸かり、痛みをやわらげてください。

●更年期障害

主に女性の閉経前後、ホルモンバランスが乱れることで自律神経のはたらきが悪くなることを「更年期障害」と呼びます。

頭痛やめまい、肩こりなどの身体的な症状から、うつやイライラなどの精神的なものまで、個人差はありますが、様々な不調が起こります。

更年期障害についてのある研究によれば「40℃のお風呂に毎日5分→5分→10分と反復して入ることで、症状が改善された」というものがあります。

また肩こりやうつなど、前記の諸症状に関しては、これまで紹介した入浴法を、症状に応じて試してみるとよいでしょう。

更年期障害というと、一般的に女性のイメージが強いですが、近年では男性の患者さんも増えています。

男性ホルモンの減少による自律神経失調が原因です。

男女ともに、更年期障害は自律神経の乱れからくるもの。

そのはたらきを正常に戻すように、毎日決まった時間にお風呂に入り、しっかりと睡眠をとり、規則正しい生活を送ることで生体リズムを整えましょう。

第4章

効能アップ！ 医学的に正しい「温泉の入り方」

フランス人は、温泉で健康になる

ここまでは日々の入浴の健康効果について述べてきましたが、第4章では「温泉療法」についてご紹介したいと思います。

日本は、世界に冠たる温泉大国。古くからその健康効果は注目されており、「湯治」が実践されてきました。湯治とは、温泉地に一定期間滞在し、温泉による病気療法を行うことを言います。

日本書紀には、舒明《じょめい》天皇（593〜641年）が3か月近くの間、有馬温泉に滞在したという記述もあります。それほど昔から、人々は「温泉は健康によい」と考えていたのです。

温泉の健康効果については、医学的にも様々な研究が行われており、病気療法としても世界的に認知されています。たとえばフランスでは、温泉療法に公的医療保険が適用されるのです。

● フランスの温泉療法事情

以前、フランスのお風呂事情に詳しいジュアンド・ヤスコさん（元フランス大使館勤務、現・一般社団法人SPALOHAS倶楽部代表理事）に、温泉療法についてインタビューさせていただいたことがあります。

ジュアンドさんによると、**フランス人にとって、温泉は、基本的に「治療」のイメージが強い**そうです（近年は、休暇として温泉スパを利用するケースも増加傾向とのこと）。

フランスでは、年間3週間まで公的保険適用での温泉療養が可能です。「医師の診断書があること」と「同じ温泉地に3週間（日曜を除く18日間治療）滞在すること」

を条件に、温泉療法費の65％が保険で還付されます。
すべての病気に適用されるわけではありませんが、２０１４年には、年間55万人の方が保険を利用して、温泉療養を行ったそうです（CNETh〈フランス温泉療法開発評議会〉による）。

フランスでは、温泉療法に関わる産業（レストランや医師、宿泊施設など）で得られた利益を、学術研究に還元するしくみが整っているそうです。

ＷＨＯ（世界保健機関）の平均寿命ランキングでは、日本同様、フランスも上位常連組。盛んな温泉療法が長寿に一役買っているのかもしれません（残念ながら、日本では温泉療養に医療保険は適用されません。関連医学会が温泉療養について医療保険の適用の要望を毎年国に出していますが、国民医療費増加の折、なかなかうまくいかないようです）。

日々多忙な現代人は、なかなか温泉に行く機会をつくれないかもしれません。

しかし、世界で認められている温泉の健康効果を、われわれ日本人が活かさないのはあまりにもったいないでしょう。

あなたの症状に合った「温泉の選び方」

本項では、**具体的に「どの泉質」が「どの不調」に効くのか**を紹介していきます。

温泉の中でも、特に一定の成分を含む療養向きの温泉を「療養泉」と言い、環境省から出されている「鉱泉分析法指針」でこの療養泉が定義されています。療養泉は10種類に分類されます。

①単純温泉
②塩化物泉
③炭酸水素塩泉
④硫酸塩泉

⑤二酸化炭素泉
⑥含鉄泉
⑦酸性泉
⑧含よう素泉
⑨硫黄泉
⑩放射能泉

実際は、どれか一つが主成分となり、他の副成分と組み合わさっています。

また、**それぞれの療養泉によって効果が期待される病状を「適応症」**と言います。

たとえば、腰痛症や神経痛といった病状です。

この適応症は温泉地が勝手に決めているわけではなく、環境省の指針に従って、この温泉にはこの適応症、という具合に決められています。脱衣室などに掲示してあることが多いので、みなさんも見覚えがあるかと思います。

それでは、次に各泉質別の特徴と適応症を見ていきましょう。

今回は、主に日本で用いられることの多い浴用（湯に浸かる）の適応症に触れています。

まず、以下の①～⑩すべての温泉に共通して該当する「一般的適応症」は、主に次のようなものです。

疲労回復、関節リウマチ、腰痛、神経痛、五十肩。冷え性、胃のもたれ、高血圧（軽症）、耐糖能異常（糖尿病）、喘息《ぜんそく》、痔の痛み、自律神経不安定症、睡眠障害、うつ状態。

①単純温泉

適応症：自律神経不安定症、不眠症、うつ状態

日本で一番多い温泉です。「単純温泉」と言うと、効果が薄いように思えますが、温泉成分が入っていないわけではありません。一言で「単純温泉」と言っても、実はどこの温泉も同一なわけではなく、様々な成分が含まれています。

この泉質は、刺激が少なく、子どもや高齢者にもおすすめの万人向けの優しい温泉です。

温熱効果は水道水よりも高いことが報告されています。この泉質についてはメンタル系の適応症が目立ちます。単純温泉の中には保湿作用のあるメタケイ酸を多量に含む温泉もあり、昔から美肌の湯と言われている温泉も多い泉質です。

②塩化物泉

適応症：切り傷、末梢循環障害、冷え性、うつ状態、皮膚乾燥症

日本では単純温泉の次に多い泉質です。海水の成分に似た塩分を含んでいるため、入浴後、肌に付いた塩分が汗の蒸発を防ぎ、保温効果が高いです。

長期滞在して温泉療養を行っても「湯あたり」が少なく、高齢者や病気の回復期におすすめの温泉です。ヨーロッパでは、この温泉水の湯気を吸い込むことで痰《たん》が出しやすくなることから、吸入療法にも使われています。

③炭酸水素塩泉

適応症：切り傷、末梢循環障害、冷え性、皮膚乾燥症

「美肌の湯」と言われる代表的な泉質です。皮脂が乳化され、洗い流した後で皮膚の表面が滑らかになります。その滑らか感と、湯上りのさっぱりした清涼感から、「冷の湯」とも言われます。

最近の研究で、褥瘡《じょくそう》（床ずれ）の傷の治りを改善するという報告がありました。飲用では胃酸の出すぎの中和や、痛風などに効果があります。また、塩化物泉と同様、湯気を吸い込むことで痰を出しやすくするなどの作用もあります。

④硫酸塩泉

適応症：切り傷、末梢循環障害、冷え性、うつ状態、皮膚乾燥症

伝統的に「傷の湯」などと言われている温泉に多く、傷の治りを早める効果があると言われています。その理由として、血流の改善効果や保温効果があるためだと考えられます。保湿効果もあり、適応症には皮膚乾燥症も含まれます。塩化物泉と同様に温まり効果の強い泉質です。

⑤二酸化炭素泉〈炭酸泉〉

適応症：切り傷、末梢循環障害、冷え性、自律神経不安定症

「泡の湯」とも言われる泉質ですが、その数は少なく、日本の温泉のわずか0・6％と言われています。

最大の特徴は、**血管を拡げる作用がもたらす「血流改善効果」**です。二酸化炭素が皮膚から吸収されて血管を拡げます。

また、低い温度でも温かく感じるという特徴もあります。これは皮膚にある冷たさを感じる仕組みのはたらきが抑えられ、逆に温かさを感じる仕組みのはたらきが強くなるからです。そのため、体に優しいぬるい湯にも、寒さを感じずゆっくり浸かることができます。最近は、スーパー銭湯などで人工炭酸泉をよく見かけます。

⑥含鉄泉

適応症：療養泉の一般的適応症に準じます

含まれている鉄成分が酸化鉄となっているため、「鉄サビ」の色をしています。比較的刺激が強い場合が多く、皮膚の弱い方は、入浴後は真水で流してもいいでしょう。

薬のなかった昔は貧血改善に飲用していましたが、治療効果を得るためにはかなりの量を飲む必要があり、現在では、鉄欠乏性貧血は通常内服薬で治療します。

⑦酸性泉

適応症：アトピー性皮膚炎、尋常性乾癬《かんせん》、耐糖能異常（糖尿病）、表皮化膿症

酸味があり、色はほとんどが無色または微黄褐色です。塩酸、硫酸、ホウ酸などを多く含むため、殺菌力が強いと言われています。

慢性的な皮膚病に用いられることがあります。皮膚への刺激が強く、入浴後には真水で洗い流す方がよいでしょう。**皮膚病の療養に用いる場合は、自己判断は難しく、**

医師の指導のもとで行うのがおすすめです。

足浴の例ですが、酸性水浴が糖尿病患者の血糖値改善などに効果があった、という研究もあったことから適応症に耐糖能異常（糖尿病）が入っています。

⑧含よう素泉

適応症：療養泉の一般的適応症に準じます

２０１４年に環境省の方針が見直され、新たに追加された泉質です。**飲用で高コレステロール血症を改善するといった研究報告**があったことなどから追加の提案がなされました。

⑨硫黄泉

適応症：アトピー性皮膚炎、尋常性乾癬、慢性湿疹、表皮化膿症、末梢循環障害

温泉といえば「硫黄」という方もいらっしゃるかもしれません。刺激が強く、殺菌作用もあります。**成分が皮膚から吸収され、血管を拡げる作用が強い温泉です。**

⑩放射能泉

適応症：高尿酸血症（痛風）、関節リウマチ、強直性脊椎炎

微量の放射能を含んでおり、ラジウム泉、ラドン泉とも呼ばれます。皮膚や呼吸器から吸収されますが、すぐに排出されるために心配無用です。**特に鎮痛効果がよく研究されており、頸椎《けいつい》症の患者さんの鎮痛効果があったとする研究報告**があります。

10種類と数が多いので複雑になっていますが、温泉のガイドブックやネットの情報には、この泉質名を記載しているものが多いようです。

リフレッシュのための温泉旅行では、これらの適応症も参考にして選んでみてください。

療養泉	主な特徴	温泉地の例
単純温泉	刺激が少なく、 子どもや高齢者も 安心して入れる。	鬼怒川温泉（栃木）、 下呂温泉（岐阜）など、 日本全国に数多く存在。
塩化物泉	保温効果が高く、 湯冷めしにくい。	熱塩温泉（福島）、 熱海温泉（静岡）など。
炭酸水素塩泉	「美肌の湯」。皮膚の 表面が滑らかに。	黒川温泉（熊本）、 強羅温泉（神奈川）
硫酸塩泉	「傷の湯」。傷の治りを 早める効果。	川湯温泉（北海道）、 伊香保温泉（群馬県）など
二酸化炭素泉	「泡の湯」。血流改善効果。	肘折温泉（山形）、 長湯温泉（大分）など。
含鉄泉	鉄成分が多く、かつては 「貧血改善」にも利用。	有馬温泉（兵庫）、 長良川温泉（岐阜）など。
酸性泉	殺菌力が高く、皮膚病に 用いられることも （＊療養は、医師の指導のもと 行ってください）。	草津温泉（群馬）、 登別温泉（北海道）など。
含よう素泉	飲用で高コレステロール 血症の改善 （＊飲用は、保健所の許可が 下りているか確認してください）	佐土原温泉（宮崎）、 酒々井温泉（千葉）など。
硫黄泉	殺菌作用、血管を拡げる 作用など。	草津温泉（群馬）、 後生掛温泉（秋田）など。
放射能泉	ラジウム泉、ラドン泉とも。 鎮痛効果など。	増富温泉（山梨）、 三朝温泉（鳥取）など

＊「温泉地の例」に記載した温泉地であっても、源泉によって泉質は異なります。
詳細は、滞在する温泉地の公式情報でご確認ください。
＊泉質によって、入浴を控えたほうがよい「禁忌症」があります。
疾病がある方は、主治医にご相談ください。

温泉効果を高める「積極的ぼんやり」

様々な不調に効く温泉を紹介してきましたが、実は、ただ入るだけでは温泉の潜在能力を活かしきれていません。温泉の効果を最大にするためには、「積極的ぼんやり」というマインドセットが大切です。

積極的なのかぼんやりなのか、よくわからないかもしれませんが、これは**「意識的にぼんやりする時間を持つ」**ということです。

温泉に浸かることだけを目的とするのではなく、温泉地に滞在する時間そのものを大切にしていただきたいのです。温泉で疲労をとるために、医学的にも非常に重要な行為だと言えます。

人間の脳の重さは1・4キロと体重のわずか2％程度ですが、全身酸素消費量の約20％に相当する酸素を消費しています。それだけ脳は忙しく動いているということです。

せめて温泉に来たときくらいは、体だけでなく、脳も積極的に休めてあげましょう。そのためには**「積極的ぼんやり」を意識して、余計な外部刺激を脳に与えない**ということが大切です。このことがリラックスにもつながり、結果として精神的な疲れも癒してくれます。

外部刺激をシャットアウトする

現代の日常生活において、私たちは絶えず強い刺激を受けながら脳を使っています。一見リラックスタイムと思えるスキマ時間や通勤時間でも、ついスマホでニュースをチェックしたり、SNSを見たり、ゲームをしたり……。

せっかくの空いた時間も、無理やり時間を埋めてしまう人は多いのではないでしょうか？
脳には、頭の中で情報を整理したり、新しいことを考えたり、疲れたときには脳を休めたり、という時間が必要です。外から脳に情報をインプットすることなくぼんやりする細切れな時間。まずはこれらの時間を意識的に取り戻すことが大事なのです。

その方法は極めてシンプル。**第一に、温泉では不必要な携帯やスマホはいじらないこと。**必要がなければ電源を切ってみてください。

あとは、美しい温泉地の景色を眺めたり、温泉旅館のしつらえを楽しんだり、目を閉じて鳥のさえずりに耳を傾けたり。とにかく何もせず、ぼんやりする時間を10分でも20分でも意識して持つことです。

温泉医学における温泉の効能は、湯に浸かることだけではなく、転地効果として、温泉地の環境すべてを楽しむことも含んでいます。

次の休暇で温泉に行かれる方は、ぜひ「積極的ぼんやり」を行い、じっくり身も脳も休めてみてはいかがでしょうか。

温泉療法は「入浴しなくても健康によい」

前項では、温泉地で脳をリラックスさせる「積極的ぼんやり」をおすすめしました。温泉療法では、泉質だけでなく、「温泉地の環境そのもの」も重要なのです。

温泉好きな人は多く、旅行の目的として必ず温泉が上位にランクインします。ですが、温泉の効果について誤解している人も少なくありません。

それは「温泉水に体を浸けて入浴すること、そのことだけが、温泉の効果である」という誤解です。

たとえば美しい山々を眺めながら、また広々とした海を臨む温泉は、入浴するとリラックスできます。周辺が散策できる温泉地などでは自然に運動できたり、土地のおいしいものを食べたり、その土地の人や文化と触れ合うようなことも大きな健康効果になります。

温泉にはこうした環境すべてによる効用がむしろ大きく、これらのことを医学的に温泉の「**総合的生体調整作用**」と呼び、様々な健康増進効果があるとされています。温泉水を家庭の浴槽で再現して入浴しても、温泉地に滞在したのと同じような効果を得ることはできません。温泉水は再現できても、温泉地の環境は再現できないからです。

●「新・湯治」でストレスマネジメントを

このような温泉地に滞在することによる効果を最大限に得ることができるのは、「湯治」という温泉の利用法です。

湯治は1～3週間程度温泉地に滞在して疲れを癒し、体調を整える方法です。**数日以上温泉地に滞在すると、体調が回復しホルモン値や血圧などが正常化してくること**

が研究報告されています。

忙しい現代では1週間も温泉に滞在するのは難しいと思いますが、同じ1泊2日でも、観光のはしごや豪勢な食事ばかりではなく、療養を念頭に置いた宿泊プランも最近は出てきました。環境省も**「新・湯治」**として様々な後押しを始めました。

私も会議の委員として参加した、環境省の温泉に関わる有識者会議では、「社会に目を向けると、超高齢化社会を迎え、政府は一億総活躍社会の実現を掲げており、健康寿命の延伸、ワークライフバランスの確保、ストレスコントロールが重要な課題となっている。本会議は、温泉地が、今後の取組次第でこれらの課題解決に貢献できると信じる」と結論付け、環境省は温泉地の効果を再確認しようと動き始めました。

このように、温泉の本当の効果を得るには、温泉水に浸かるだけでなく、できるだけ温泉地の環境全体を楽しむことです。次の温泉旅行では、無理のない程度に楽しく、そしてゆっくり滞在できるか、という温泉地の環境のことも頭に入れて行き先を選んでみましょう。

日本一の温泉好き！「大分県民」に学ぶ入浴のコツ

世界トップの温泉大国である日本。**大分県は、その日本で源泉数・湧出量ともにナンバーワンを誇ります。**大分県は、もはや「世界一の温泉天国」と言っていいでしょう。

「おんせん県おおいた」として、県としても活性化に力を入れています。

「そんな温泉天国に住んでいる大分県民のみなさんは、どのように温泉を利用しているのだろう……？」

入浴研究のプロ、温泉医学者の私としては、調査せずにはいられません。

「おんせん県おおいた」の方々の温泉利用法を調べれば、より効果的な温泉入浴法を導き出せるのではないか。

そう考えた私たちの研究チームは、大分県の県庁職員１１８２名を対象に、２０１８年１～２月に大規模な温泉の利用に関する調査を行い、男性７８４名、女性３９８名の回答をいただきました。

この調査は科学技術振興機構の「未来社会創造事業」の研究の一環として、東京都市大学と東海大学の研究チームにより大分県庁の協力のもと、実施されたものです。

温泉に関する医学研究はなかなか難しいことも多く、通常一つの温泉地で10～20人程度、多くて数十人の方から、手作業でデータを集める実験が中心となります。研究者の人数も限られており、時間も費用もかかってしまうのです。

しかし、今回、私たちのチームが行った調査は、大分県のご協力のもと、大人数に広く簡単に行うことができるアンケート形式で実施しました。

研究室での温泉成分の調査など、厳密な実験とはまた違った形ですが、多くの人の生の声を多く抽出することで、温泉入浴と健康効果の実感値が探れたと思います。

調査の結果、なんと大分県の方は、全国平均と比べて10倍も多く温泉に入っていることがわかったのです。月1回以上温泉を利用している人は55・6％、4・0％の人は毎日温泉に入浴していました。

以前私たちが行った全国調査では、1か月以内に1回以上温泉を利用している人は5・5％。いかに大分県民の温泉利用率が高いかがよくわかります。日常生活の一部として温泉が取り込まれているということです。温泉医学者の私にとっては、なんともうらやましい限りです。

定番の「牛乳」は、脱水の回復効果

調査対象の方々には、温泉に入る際の「こだわり」を聞きました。

最も多かったのは、やはり「水分補給」です。21・7％の方が、入浴前後に何らかの水分補給をするように心がけていると回答しました。中でも、定番の牛乳やコーヒー牛乳を挙げる人も多くいました。

過去の別の実験的な研究では、**牛乳は脱水を回復させる効果が高い**という結果もありますので、入浴後に牛乳を飲むことは理に適っていると言えるでしょう。

昔から入浴後は腰に手を当てて牛乳を飲む、というのは定番のシーンですが、牛乳などを飲むことで体調が整うことを経験的に実感されてのこだわりなのかもしれません。

また、お茶や水を持参して入浴するという人も多くいました。1回の入浴で800ミリリットルもの脱水になるという別の実験結果もありますので、水分補給への心配りは学ばなければなりません。

「運動と温泉はセット」

それ以外では、「運動やスポーツの後には温泉に入る」というものがありました。

温泉には血流をアップさせ、疲労物質も除去してくれる効果があります。

「運動と温泉はセット」という意見もありました。

運動後に温泉に入ることで効率よく疲労回復ができるのでしょう。「スポーツで汗をかいた後に、近所の温泉でリフレッシュ」というのは、健康のために素晴らしい習慣です。

また**「温かい湯船とぬるい湯船（または水風呂）に交互に入る」**というこだわりも見られました。これはまさに、ここまで何度か紹介した「温冷交代浴」。疲労回復には効果的です。最新の研究で、アスリートにも効果的というものがありますが、大分県民のみなさんは、それを経験的に実感されてきたのかもしれません。

その他にも「内湯→露天風呂→サウナ→……」などのように、ご自分で一定のルールで湯めぐりをしている人も多く見かけました。「夕食後に入りに行く」といった意見から、**自宅のお風呂代わりに日常的に近所の温泉に入りに行っている**という、おんせん県ならではの様子もうかがえました。

また、温泉入浴による体調の変化を自由に回答してもらったところ、最も多かったのは「温泉に入るとよく眠れる」と、睡眠の改善を挙げたもので、回答者の20・0％に上りました。

良質な睡眠は、人間の健康にとって最も重要な要素です。これだけの数の方が実感しているのであれば、温泉の睡眠改善効果はかなり期待できそうです。

水分補給、疲労回復、睡眠改善。「おんせん県おおいた」のみなさんは、体のコンディションを保つために、効果的に温泉を利用されていました。

温泉のアトピーへの効果とは？
——草津温泉の研究から

第3章では、アトピーで悩む方のための毎日の入浴法について述べました。ここでは、温泉が持つ、アトピーへの効能について紹介します。国内の温泉研究では、アトピーへの効果を医学的に調査している事例は多いとは言えません。本項では草津温泉で行われた貴重な研究について紹介します。

アトピー性皮膚炎に悩む人は多く、インターネットには様々な治療体験談が掲載されています。その中には、温泉療法を実践した患者さんの体験談もありますが、医学研究者からすれば、それらの情報をすべて鵜呑《うの》みにすることはできません。

なぜならどんな状態の患者さんが、どこの温泉に、どのように入ったのかもわかりませんし、アトピーの評価も客観的ではないからです。

貴重な草津温泉での調査

昔から草津温泉はアトピーに効果があるという経験談がたくさんあり、人気の温泉です。そのような中、今から十数年前に一連の貴重な研究が群馬大学医学部附属病院草津分院のグループから発表されています。

この研究では、**100人ものアトピー患者さんを被験者にして、草津温泉の効果を医学的にきちんと評価**しました。この研究の調査対象となった患者さんたちは、平均17年もの間、アトピーに悩まされており、すでに慢性化した方が多かったようです。

治療方法としては40~42℃の温泉に10分間、1日1~2回の入浴で温泉療養を実施しました。入院期間は平均75日間でした。

入浴後には、タオルで皮膚の温泉水をすぐに吸収させて、ワセリン等で保湿ケアを実施しました。アトピー患者さんによく処方されるステロイド軟膏《なんこう》は使わなかったとのことでした。

被験者の8割に改善効果が

治療の結果、79％の人が改善し、そのうち70％の人がかゆみも改善しました。悪化した人は1人もいなかったとも報告されています。**入院して温泉に入るだけで79％もの人が改善したとなると驚異的**と言えるでしょう。

なぜ、このような効果があったのでしょうか？（残念なことに、この群馬大学草津分院は2002年に閉院され、現在入院治療はできなくなっています）

これまでの他の研究などからも、皮膚の黄色ブドウ球菌がアトピーの症状悪化に影響していることが指摘されてきました。黄色ブドウ球菌は普段から存在する細菌ですが、その菌がアトピーに悪影響を与えることが指摘されています。

健康な皮膚であれば悪さができない菌であっても、荒れた皮膚だと小さな傷から皮膚の中に菌が侵入して炎症を起こします。特にアトピーのかゆみで皮膚をかきむしると、そこに黄色ブドウ球菌が繁殖《はんしょく》して皮膚症状が悪化するという悪循環につながります。そこで、草津温泉での研究では、温泉水が黄色ブドウ球菌の繁殖にどのような影響があるのかも調査されました。

草津温泉でアトピーが改善した人の、皮膚の黄色ブドウ球菌の変化にはどのような特徴があるのでしょうか？

草津温泉での研究では、温泉でアトピーが改善した人、改善しなかった人の皮膚の黄色ブドウ球菌の数を数えています。その結果、**アトピーが改善した人は、そうでなかった人と比べて黄色ブドウ球菌の数が減っていました。**

草津温泉のアトピーの改善には、どうやら、この黄色ブドウ球菌が減ることが関係しているようだとわかりました。そこで、草津温泉での研究がさらに進みます。

●草津温泉の秘密は殺菌力

草津温泉は酸性が強いのが有名で、泉質は「酸性（pH2・0）-アルミニウム-硫酸塩・塩化物温泉」です。これは主成分にアルミニウム、硫酸塩、塩化物といった成分が入っている温泉ということです。

pHは酸性やアルカリ性の程度をしめす指標です。7が中性で、それより数値が小さいと酸性、大きいとアルカリ性を示します。pH2・0というと、食酢やレモン果汁よりも強い酸のレベルです。

以前から温泉医学では「この強い酸性が殺菌作用につながっている」と言われていました。しかし、アトピーの患者さんの皮膚から培養した黄色ブドウ球菌は、同じ酸性を示す硫酸で殺菌効果を試したところ、あまり殺菌されませんでした。

つまり、**単純に酸が強ければ殺菌作用があるわけではない、ということが明らかになり、これは温泉医学にとっては新しい発見**になりました。

この草津温泉の研究のすごいところはここから先です。

研究グループは、酸性だけでなく、その温泉成分に着目しました。草津温泉の成分を詳しく分析して、**探偵のように一つ一つ温泉成分を足しては殺菌効果を確かめるという地道な作業**を繰り返しました。

その結果、水素、マンガン、ヨウ素の三つのイオンがそろったとき、初めて強力な殺菌効果があることが明らかになりました。

自然がつくりだした草津温泉の絶妙な成分バランスが、アトピーに効果のある殺菌作用を生み出していたことが群馬大学草津分院の研究グループによって初めて明らかになったのです！

参考

久保田他：日温気物医誌62:71-79,1999.

久保田他：皮膚病診療24:1333-8,2002.

「銭湯」の正しい入り方

「休みがとれなくて、遠くの温泉には滅多に行けない……」

そんな声が聞こえてきそうです。長期間滞在しての湯治が理想的ですが、現実問題、それだけ長いお休みをとれる方は、少ないでしょう。

そんな方には「銭湯」をおすすめします。

「先生は温泉の専門家だから、やはり普段は秘湯のような温泉ばかり行くのでしょう？」と聞かれることがあります。

もちろん温泉は大好きですが、実は、私、銭湯も大好きです。

昔ながらの銭湯はもちろん、いわゆる「スーパー銭湯」もインテリアやサービスなど、様々な工夫がこらされていて、入浴の専門家として興味がつきません。

また、交通の便がよいところに位置していることも多く、簡単に行くことができるのも特徴です。

規模にもよりますが、銭湯やスーパー銭湯には複数の湯船があり、どの順番で入ったらよいか迷うほどです。しかし、実は医学的に正しい順番があります。それは徐々に体をお湯という「温熱刺激」に慣らすということです。つまり**刺激の弱い湯船から順に刺激の強い湯船に入るようにし、最後は刺激の弱い湯船で終了させる**というのが、「正しい入浴法の原則」なのです。

どの湯船から入ればいいのか？

まず行う作法は十分な「かけ湯」です。大きな湯船を見るとすぐにでも飛び込みたくなると思いますが、手足の先から順に体の中心にかけて、たっぷりかけ湯をしま

医師がおすすめ！　湯船に入る「順番」

刺激の弱い湯船

38〜40℃のぬるめのお湯。
体温に近い「不感温浴」など。

↓

刺激の強い湯船

熱い風呂や、外気に触れる「露天風呂」、
ジェット水流や、泡の出る風呂など。

↓

刺激の弱い湯船

体を休める。

す。こうすることで体がお湯に慣れて安全に入浴ができます。

ついで、最初に入るのは38〜40℃程度のぬるめの湯船です。最近は体温に近い「不感温浴」という湯船を用意しているところもあります。不感温度の湯は入ってみると熱くも冷たくも感じません。熱い湯や、逆に冷たい外気に触れる露天風呂から選ぶのではなく、まずは刺激の少ないぬるめの湯からスタートするのです。

湯に体が慣れたところで、熱い湯船に移ります。露天風呂も熱めに温度設定されているところも多く、すこし体が温熱刺激に慣れてからのほうがいいでしょう。

ジェット水流や泡が出る湯船も刺激が強いものですので後半にチャレンジしましょう。ジェットの水圧を腰や肩にあててマッサージ効果で腰痛や肩こりを緩和させるものですが、ジェットの水圧や泡が出る湯船は体にとっては強い負荷になります。

そして、一番最後はまた刺激の弱いぬるい湯船で終了します。

途中、額に汗をかいたら一旦湯船から出てほてりを冷ましましょう。銭湯の上手な利用法のコツは欲張らないことです。

海の温泉療法「タラソテラピー」のススメ

みなさんは**海の温泉療法「タラソテラピー（タラソ）」**をご存じでしょうか？
海を利用した自然療法（健康法）で、日本語では「海洋療法」と訳されます。海水や海藻、海泥、海岸の空気・気候を利用して自然治癒力を増し、健康回復を行うものです。

もちろん、結果としては美容効果もありますが、エステなどで行われる「海藻パック」は、タラソのごく一部に過ぎません。
日本では美容のイメージが強いですが、**ヨーロッパ各国では、医師の指導のもとで行われている科学的な療養法**です。

タラソ施設では海水を温めて温泉のように使用します。海水浴のようですが、温泉医学的には、海水は1リットルに食塩が35グラム以上も含まれる、とても濃い「食塩泉」です。そのため、**海水には温泉同様、保温効果や筋肉の緊張を改善する効果**が見込めます。

私も研究の一環で奄美大島にあるタラソ施設を訪れたことがあります。33～36℃という、体温とほぼ同じ「不感温度」に温められた海水プールにぷかぷかと浸かっていると、あまりの気持ちよさに、時間があっという間に過ぎていきました。

海水は塩分が濃い分、水道水よりも浮力が強くなります。水道水に比べると体重は軽くなり、海水プールではふわふわと体が浮くようになります。イスラエルとヨルダンの国境には同じ原理で体が浮いてしまう「死海」という有名な湖がありますね。

海水プールでのこの強い浮力が、平衡感覚を刺激し、陸上では使わない筋力を鍛えてくれます。海水プールを歩くだけで、楽しく全身の筋トレができるのです。

さらに、海水中で簡単な体操を行えば筋トレ効果が強まります。また、**特に足には強い水圧がかかり、体液の循環を促しむくみを解消**します。

●「海洋性気候」でリフレッシュ

タラソの重要な要素は、海水だけではありません。湯治で大事なのが「温泉地の環境」だったのと同様、タラソでも**「海洋性気候」**が重要になります。海の近くならではの気候が、実はタラソにはとても大切なのです。

海から吹く風は清浄で塩分を含み、カルシウムやマグネシウム、ヨードといったミネラル分が豊富です。

これらの成分を含む湿った空気がリラックス効果をもたらし、鼻やのど、気管にも優しく作用します。海岸に滞在し、海の風を吸い込むことで自然と体調が整うのです。

以上のように、タラソは海水や海の気候を利用した自然療法です。そのため、汚染のないきれいな海が必須です。また、あまり暑すぎる場所や寒すぎる場所も好ましくなく、温和な気候の場所が最適です。日本国内にもこうしたタラソ施設が何か所かあります。

もし施設を訪れることが難しい場合は、近くのきれいな浜辺に行って、ゆっくり深呼吸するだけでもいいでしょう。日本は海に囲まれた島国。海に親しむのは夏の海水浴だけではありません。タラソを意識し、もっと海を活用して健やかになりましょう。

第5章

お風呂で「健康美肌」をつくる

入浴スキンケア6か条

ここまでは、主に「疲れと不調の解消」のための入浴法について紹介してきました。しかし、お風呂は「スキンケア」とも深い関係があります。

お風呂の効果は、肌を洗浄し清潔にするだけではありません。体を温めることで血行が促進され、肌の隅々に栄養が行き渡り、肌の代謝もよくなります。ところが、**間違った入り方をすると、皮膚を傷める結果**になってしまうのです。

昨今は、女性だけでなく、男性でもスキンケアに気をつかう方が増えています。健康的な肌は周囲の人に好印象を与えますので、男性ビジネスパーソンもぜひ意識していただきたいものです。

本章では、私が考案した「入浴スキンケア6か条」を中心に、健康的な美肌をつくる入浴法をご紹介します。

①42℃以上のお湯に入らない

まず気をつけたいのが「湯の温度」です。第3章でも紹介したとおり、42℃を超える熱い湯は、皮膚の乾燥を強めてしまいます。

きれいで健康的な「美肌」に必要な条件とは「きめ細かさ」「色」「うるおい」の3点ですが、熱いお湯は、肌からうるおいを奪ってしまいます。

うるおいのひとつの目安は、皮膚の一番外側にある「角質」の水分量です。

角質層には「セラミド（角質細胞間脂質）」という天然の保湿オイルがぎっしりと詰まっています。セラミドの中には、大量の水分が脂に囲まれるようにキープされており、それが角質層の水分の約8割を占めています。つまり「うるおい＝セラミド」と言ってもいいほど、重要なものなのです。

第3章の「アトピー性皮膚炎」の項でも紹介した実験ですが、38℃と42℃のお湯での入浴後、風呂上りの60分を経過したところでは42℃の方が、角質の水分量が減っていました。

また、42℃を超える熱いお湯では、炎症やかゆみの原因となる「ヒスタミン」ができやすくなるので、かくことで肌を傷つけることにもつながります。

寒い冬は38℃のお風呂ではさすがに温まらないということもあると思いますが、皮膚乾燥のことを考えると熱くても40℃程度までのお風呂がおすすめです。

②湯上り後のスキンケアは10分以内に

お風呂の後の保湿ケアはとても大切。しかも、**入浴後10分以内に行うのがポイント**です。

第3章でもすこし触れましたが、私たちの研究チームが行った実験で、複数の被験者に浴槽に浸かってもらい、お風呂上りの肌の水分量を時間経過で計測したというものがあります。

そして、お風呂から出た後何分で急激な乾燥が訪れるのか、肌への悪影響を防ぐためには保湿ケアを出た後何分までにするべきなのかを検証したのです。

その結果、お風呂から出て10分後までは入浴前より皮膚水分量が多いことがわかりました。そして10分を超えると水分量は入浴前と同じ程度に戻り、さらに、30分経過すると入浴前より減ってしまったのです。

皮膚科学では、**「皮膚の水分量が保たれているうちに保湿ケアをすべき」**としています。この実験結果から、お風呂上りから10分以内に保湿ケアをしたほうがよいことが明らかになりました。この10分間のことを私は**保湿リミット**と呼んで、入浴後の保湿の大切さをみなさんにお知らせしています。

お風呂上りに体をふいたり、髪を乾かしたりしていると、10分はあっという間に過ぎてしまいます。最近は、お風呂場のような湿度が高い場所で、ぬれた皮膚でも効果的に保湿できるスキンケア用品も販売されていますので、こうしたものを利用してもいいでしょう。

こういう「新兵器」は仕事や子育てなどで時間のない忙しい世代の人はもちろん、皮脂が減ってくるシニア世代の方も活用してもらいたいもの。もちろん、浴室外で使う従来の保湿剤でも、お風呂から上がって10分以内に使えばＯＫです。

③15分以上長湯しない＆1日に何度も入らない

スキンケアに熱心な人は、1時間以上お湯に浸かっていたり、汗もかいていないのに、1日に何度も入浴したりすることがあります。

残念ながら、**長湯と複数回入浴は、お肌のためにはＮＧ**です。

お風呂に入った直後は、角質が水分を吸うので、見た目はうるおってるように見えるでしょう。しかしそれはあくまで一時的なもの。

天然保湿成分のセラミドは、お湯に浸かることで流出します。うるおい肌を目指した長風呂、1日数回風呂が、セラミドを必要以上に失わせてしまい、逆に乾燥肌を導いてしまうのです。

④石鹸・ボディソープは、2〜3日に1回

石鹸やシャンプー、ボディソープは「界面活性剤」という物質を含んでいます。油を溶かして流す作用があるため、水では落ちない汚れを落とすために使用されてきました。

ある程度の使用は問題ありませんが、使いすぎには注意したいもの。というのも、**肌にうるおいをもたらす皮脂やセラミドまで洗い流してしまう**からです。

皮脂やセラミドが流されてしまえば、皮膚バリアが崩れ、肌荒れの原因になったり、乾燥肌を招いたりします。

また、近年は「合成界面活性剤」という強力な成分を含んだシャンプーやボディソープが販売されています。

石鹸は成分がシンプルなことが多いのですが、シャンプーやボディソープは様々な成分が入っており、商品を変えただけでかゆみが出る方もいます。肌の弱い方は使いすぎには注意したほうがよいでしょう。

そもそも、たいていの汚れや脂は、温かいお湯だけで流れます。**石鹸やボディソープを毎日使う必要はありません。**

多くの皮膚科医が、石鹸は「皮脂腺の多い場所」を中心に使用することをおすすめしています。特に「頭部・顔・陰部・背中の上部、足の指の間や脇の下など」です。石鹸の使用頻度は、皮脂線の多いところに限っては毎日でも構いませんが、その他の場所は2～3日に1回、泡立てて優しくなでるように洗う程度でOK。皮脂が少ない手足などは、1週間に1回でも十分とされています。

もちろん汗をかきやすかったり皮脂が多かったりなどは個人差もあります。また、気候や環境によっても異なります。

しかし、多くの方は洗いすぎの傾向にあります。乾燥肌などの皮膚トラブルをお持ちの方は、石鹸やボディソープの使用頻度を減らしたり、その使用法を見直したりしてもよいでしょう。

⑤タオルやスポンジでゴシゴシ洗わない

④でもふれましたが、お風呂用のボディタオルやスポンジで体をゴシゴシと強く洗うのは避けましょう。

ときどき「真っ赤になるまで洗うと気持ちいいんです」と言う方もいますが、肌を傷めたり、乾燥肌を招いたりする可能性があります。

皮膚の一番表面は角質層と言われる薄い層で、その厚さは**ラップ1枚分という薄さ**です。これが皮膚の内側を保護しているのですが、ゴシゴシこするとこの角質層を無理にはがしてしまうことになります。

こすると垢が出る、と言いますが、垢とは無理にはがした角質層のことです。大事な皮膚の一部であり、決して不要な汚れなどではありません。

先述したように、しっかりと泡立てて、優しくなでるように洗うだけでOKです。もっともっと皮膚に優しくしてあげてください。

⑥半身浴ではなく、全身浴

半身浴より全身浴のほうが健康効果が高いことは、第1章で説明しました。そしてそれは、スキンケアにおいても同様です。全身浴の「温熱効果」「静水圧作用」は、健康な美肌をつくるためにきわめて効果的なのです。

美肌の3条件「きめ細かさ」「色」「うるおい」のうち、きめ細かさは「角質層のターンオーバーの状態」です。

ターンオーバーとは、表皮層での細胞の生まれ変わりのこと。新しい皮膚が生まれ、古い角質（垢）がはがれ落ちる過程を指しています。

ターンオーバーがうまくいっていないと、ザラザラ・デコボコ肌になります。お風呂の温熱効果&静水圧作用で血流がアップすれば、皮膚に十分な栄養素や酸素が届き、新しい細胞がどんどんつくられ新陳代謝（ターンオーバー）が促されるのです。

年齢が上がると気になるシワですが、これは皮膚のコラーゲンの減少によるものと言われます。コラーゲンは、皮膚の弾力性を保つ成分で皮膚の線維芽《せんいが》細胞によってつくられますが、コラーゲンの原料となる栄養分が血液によって潤沢に皮膚に運ばれてこそ、コラーゲンが皮膚でつくられて、維持されるのです。こう考えると肌の老化予防にも血流が重要であることがわかります。

美肌の3条件、残りのひとつである「色」ですが、血液循環の状態（毛細血管に流れるヘモグロビンの状態）がよくなれば、血色がよく健康的な肌の色になります。温熱効果と静水圧作用で新鮮な血液がたっぷりとまわるようになれば、この状態もよくなっていくのです。

よく、お風呂の美肌効果というと、皮膚表面に対する、お風呂の体の外からの作用のことを言うことがありますが、**本当のお風呂の美肌効果は、血流改善によって、体の内側からキレイになる、ということなのです。**

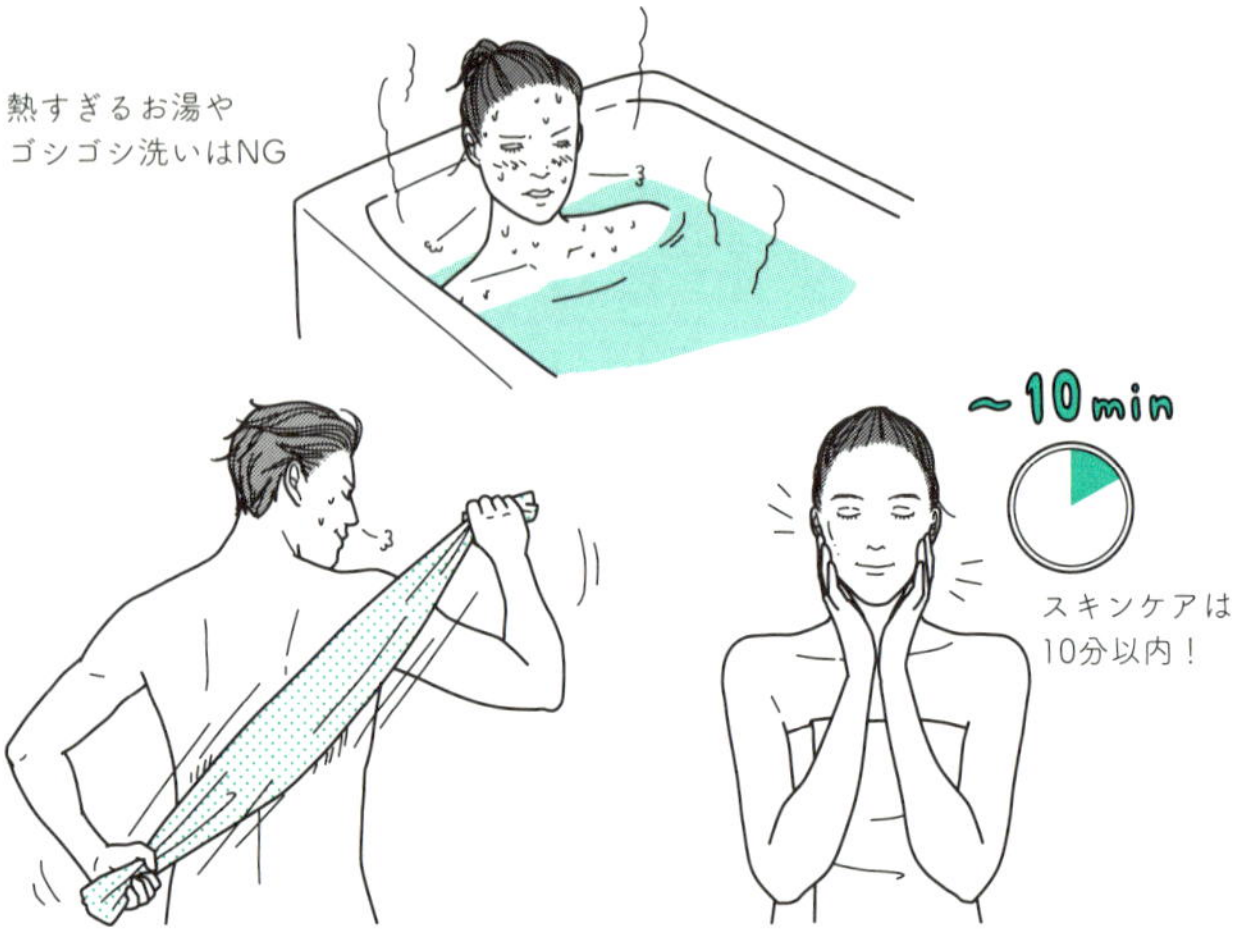
熱すぎるお湯や
ゴシゴシ洗いはNG
〜10min
スキンケアは
10分以内！

入浴スキンケア6か条

① 42℃以上のお湯に入らない
② 湯上り後のスキンケアは10分以内に
③ 15分以上長湯せず、1日に何度も入らない
④ 石鹸・ボディソープは、2〜3日に1回
⑤ タオルやスポンジでゴシゴシ洗わない
⑥ 半身浴ではなく、全身浴

医学が証明「一番風呂は肌によくない！」

一番風呂とは、浴槽にお湯を入れてから誰も入っていないお風呂のことを言います。家庭のお風呂の場合は、湯の成分が水道水そのものという状態です。

日本の水道水は世界的に見ても質が高く、全国どこでも安心して飲むことができます。現在、日本の水道水は水道法によって厳しく規制を受けており、その安全性は折り紙つき。当然、お風呂に使用しても問題はありません。

しかし、日本の国土は狭いので、雨として降ってから、水が地中に滞在する時間が大陸の諸国よりも短いのです。そのため、ミネラル分が少ない「軟水」が一般的となっています。当然、**一番風呂の湯にも溶け込んでいるミネラル分は少ない**のです。

他方、人間の体には、細胞や血液といった体液中に、たんぱく質や様々なミネラル分などの成分が含まれています。その割合は、日本の水道水と比べるとずっと濃くなっているのです。

体の内側と、お風呂のお湯のミネラルの濃度の違いが、皮膚にぴりぴり感や違和感といった刺激をもたらすと考えられています。

温泉水で言えば、その濃さの違いで「低張性」「等張性」「高張性」の3段階に分類されますが、そのうち、人の体液と同じ濃さである「等張性」が最も刺激が少なく、肌に負担が少ないと言われています。

水道水は人の体液より薄いため、温泉水にならって分類するとすれば「低張性」になります。低張性の湯が皮膚と接すると水が皮膚の中へ移動します。長湯をすると指先がふやけるなどの現象は、この移動によって起こっているのです。

この水の皮膚への移動が皮膚への刺激になり、敏感な人は皮膚の不調を感じます。

一番風呂と二番風呂では「成分」が変わる

実は一番風呂と二番目以降のお風呂では、湯の成分が異なるのです。人がお風呂に入ると、その人の皮膚に付着している汚れ、皮脂、汗、古くなった角質などの不純物が湯に溶け込むため、その分、わずかですが、湯の濃度が濃くなります。このわずかな変化が皮膚への刺激をやわらげます。二番風呂の湯ざわりが柔らかいというのはこういう理由があったのです。

あるテレビ番組の検証で、この一番風呂と二番風呂の濃度の差を簡易的に測定したことがあります。やはり二番風呂がわずかに濃くなっていました。

一番風呂と二番風呂の入浴後、それぞれ皮膚を拡大して見る測定機器で観察したところ、一番風呂では皮膚のキメが乱れていましたが、**二番風呂のほうは予想以上に皮膚のキメが細かく整っていてふっくらしている様子**が観察できたのです。

また、肌が敏感な方にとっては、水道水に含まれるわずかな塩素が刺激を感じる原因にもなります。二番風呂以降であれば、前に入浴した人の汚れなどで塩素のはたらきが弱くなっているのです。

二番風呂がいいことがわかっても、一人暮らしの人はいつも一番風呂で、二番風呂に入ることは不可能です。また、二番風呂では汚れが気になる方もいるでしょう。その場合、**解決策としておすすめなのが、入浴剤**です。

入浴剤には様々なミネラル分が配合されており、湯に溶かすことによって二番風呂と同じような効果をもたらします。もちろん湯もきれいなままです。

また、多くの入浴剤には塩素を中和させる成分も含まれています。また、ゆずを浮かべたり、菖蒲《しょうぶ》湯などの季節ごとの薬湯でも、湯に物質を溶かし込むという点では入浴剤と同じような効果が期待できます。

一番風呂が苦手な人は一工夫して、肌に優しいお風呂を楽しんでみましょう。

医者が教える「美肌をつくる入浴剤」

入浴剤を選ぶひとつの目安としては**医薬部外品と浴用化粧品**を選ぶことです。この2つは安全性と有効性について国の医薬品医療機器等法による規制を受けていますので安心して使うことができます。この2種類に該当する商品は、その旨がラベルに明記されています。

入浴剤というと「温める、血流をよくする」といった効果を思い浮かべるかもしれませんが、それだけではありません。

現在はいろいろな入浴剤が開発されており、無機塩類系、炭酸ガス系（無機塩類の中の炭酸塩と有機酸を組み合わせたもの）、薬用植物（生薬類）系、酵素系、清涼系、スキンケア（保湿）系と様々です。

その中で、近年もっとも大きなシェアを占めているのは炭酸系で、お湯に入れると泡が出るタイプのものです。**炭酸は、皮膚から直接吸収されて血管を拡げるため、血流アップの効果も期待できます。**

上記のうち、スキンケア系に分類される入浴剤は、特に肌荒れや保湿を目的とした成分を含んでいます。

保湿成分としては、以下のものが挙げられます。これらの成分を含んでいる場合、保湿効果をねらった入浴剤と考えてよいでしょう。

【保湿成分】

ホホバ油、液状ラノリン、グリセリン、カゼイン、ステアリルアルコール、オリーブ油、大豆油、流動パラフィン、白色ワセリン、プロピレングリコール、脱脂粉乳、スクワラン、海藻エキス、ハチミツ、ポリエチレングリコール、コメ胚芽油、など

スキンケア系入浴剤は、どれだけ「うるおう」のか？

スキンケア系入浴剤に用いられる有名な保湿成分としてホホバ油があります。ホホバは亜熱帯地域に生育するシモンジア科の常緑低木で、その種子から抽出されるのがホホバ油です。

このホホバ油の保湿効果をみるために、ホホバ油を含む入浴剤を入れた湯と、入浴剤を入れない湯での、41℃5分間の入浴による皮膚水分量の比較実験が報告されています。

結果は入浴後30分、60分、90分、120分のいずれも、**ホホバ油入り入浴剤での皮膚水分量が約2倍程度**と多く、ホホバ油入り入浴剤の保湿効果が示されました。

これは、浴後皮膚の表面にある角質層をホホバ油が覆うことにより水分蒸散を抑制し、水分保持能力を高めるためと考えられています。

また、多くのスキンケア系入浴剤には、保湿成分以外に保温成分も含まれていますので、スキンケアと同時に温まりも期待できます。実際にこれらの入浴剤を入れて入浴してみると、肌がつるつるしっとりするのと同時にとても温まります。

そして、これらの入浴剤には、前述の通り水道水の塩素を中和する成分が入っていることが多く、湯触りが優しくなります。

日本では古来より菖蒲湯やゆず湯などのように、草花や果物を湯に入れる習慣がありました。香りだけでなく、血流改善効果や殺菌効果なども期待されて、季節ごとに湯に入れられてきました。他にもドクダミやヨモギなど様々な薬用植物があり、これらの植物成分を活用した生薬系の入浴剤も人気があります。

たとえば、自宅で簡単にできるものとして、みかんの皮を乾かすと「陳皮《ちんぴ》」という漢方薬の一種になりますが、これをネットに入れてお風呂に浮かすだけでも、保温や保湿効果のある入浴剤になります。

お気に入りの入浴剤を見つけて、快適なお風呂ライフを過ごしてください。

おわりに

元気は、風呂でつくられる

「先生、患者さんの血圧が１７０あるんですが、お風呂に入れていいですか？」

今から20年前のこと。私は宮城県の海沿いにある小さな病院の診察室で、このような電話をたびたび受けていました。かけてくるのは、ご高齢の患者さん宅を訪れている看護師です。

体が不自由になり「寝たきり」となってしまったとき、看護師や介護スタッフが患者さん宅に移動式浴槽を持ち込んで、入浴をサポートする「訪問入浴」という介護サービスがあります。

患者さん達はこの「お風呂の日」を指折り数えて楽しみに待っているので、「ちょっと血圧が高い」というだけでお風呂に入れなかったら、本当に落胆します。

みなさん「なんとかお風呂に入りたい」と看護師に頼み込むのですが、看護師も「血圧が高いときの入浴で体調を崩してはいけない」と困り果て、結局主治医である私のところへ電話を入れるのです。

「血圧がいくつまでなら安全にお風呂に入れるのか?」

あまりにも身近でシンプルな質問です。しかし当時は、医学書や論文を調べても、この質問に科学的に正しく答えるための研究がなされていませんでした。

理由の一つは、お風呂（浴槽入浴）は日本独特の生活習慣であり、海外での研究土壌がないこと。もう一つは、お風呂があまりにも身近すぎるため、ほとんど医学研究の対象にされていなかったことです。

大学院で研究をする機会を得たとき、当時の指導教授から「何のテーマで研究をするのか」と尋ねられました。

私は、「地域医療の現場では、お風呂で困っているんです」と答え、前述のような高血圧と入浴の件について説明をしました。そして「高齢となって体が不自由になってもお風呂に入りたい」という患者さんの切なる思いを伝えました。

教授から「それは大事な研究であるから進めるように」と研究実施の了解を得ることができ、私のお風呂に関する医学研究が始まったのです。

まずは、お風呂でどのような体調不良や事故が起こっているのか、また、血圧も含めどういう状況だとそれが起こるのかといった全国調査から開始しました。

次いで「お風呂に入ったときの『気持ちいい！』というポジティブな変化を数値化したい」、そして「生活習慣としてのお風呂や温泉の健康効果を数値化したい」という思いで研究を続けてきました。

お風呂・温泉の研究も地道に長く続ければいいこともあるもので、おかげ様で最近は行政やメディア、各分野の企業からもお声掛けいただくことが多くなりました。私もみなさんの健康や幸せのため、お風呂・温泉のよさや正しい入浴法を広く伝えたいという思いで研究活動を続けてきました。こうした折、本書出版のお話をいただきました。

本書がみなさんの健康や幸せのためにすこしでもお役に立てれば、医師・研究者としてこれ以上の喜びはありません。

最後になりますが、本書の出版の機会を与えていただきました大和書房の関係各位、編集部の林陽一氏にこの場を借りて厚くお礼申し上げます。

２０１８年

早坂信哉

主要参考資料

阿岸祐幸・編『入浴の事典』東京堂出版（2013年）

阿岸祐幸・編『温泉の百科事典』丸善出版（2012年）

石川理夫『温泉の日本史 記紀の古湯、武将の隠し湯、温泉番付』中央公論新社（2018年）

久保田一雄『補完・代替医療 温泉療法』金芳堂（2006年）

早坂信哉、古谷暢基『入浴検定公式テキスト お風呂の「正しい入り方」』日本入浴協会（2017年）

早坂信哉『たった1℃が体を変える ほんとうに健康になる入浴法』KADOKAWA（2014年）

パナソニック株式会社エコソリューションズ社「入浴コミュニケーション実態調査」（2018年10月調査）

「お風呂の教科書。」一個人（2018年2月号）、KK ベストセラーズ

日本温泉気候物理医学会編『新温泉医学』日本温泉気候物理医学会（2004年）

東京ガス・都市生活研究所ホームページ

日本浴用剤工業会ホームページ

他、多数の学術論文を参考とした。

早坂 信哉（はやさか・しんや）
温泉療法専門医、博士（医学）、東京都市大学人間科学部教授。
1993年、自治医科大学医学部卒業後、地域医療に従事。2002年、自治医科大学大学院医学研究科修了後、浜松医科大学医学部准教授、大東文化大学スポーツ・健康科学部教授などを経て、現職。（一財）日本健康開発財団温泉医科学研究所所長、（一社）日本銭湯文化協会理事、日本入浴協会理事。生活習慣としての入浴を医学的に研究する第一人者。メディア出演も多数。
著書に『たった1℃が体を変える ほんとうに健康になる入浴法』（KADOKAWA）、『入浴検定公式テキスト お風呂の「正しい入り方」』（日本入浴協会／共著）がある。

お風呂《ふろ》研究《けんきゅう》20年《ねん》、3万人《まんにん》を調査《ちょうさ》した医者《いしゃ》が考案《こうあん》

最高《さいこう》の入浴法《にゅうよくほう》

2018年12月1日　第1刷発行
2019年12月1日　第2刷発行

著者　早坂信哉《はやさかしんや》

発行者　佐藤 靖
発行所　大和《だいわ》書房
東京都文京区関口1-33-4
電話03-3203-4511

カバーデザイン　西垂水敦（krran）
本文デザイン　二ノ宮 匡（ニクスインク）
本文イラスト　二階堂ちはる
本文ＤＴＰ　朝日メディアインターナショナル
カバー写真　Kazuo Ogawa/Aflo/Gettyimages
口絵写真　ⓒR.CREATION/orion/amanaimages
electravk/Gettyimages

本文印刷　厚徳社
カバー印刷　歩プロセス
製本所　ナショナル製本

ISBN978-4-479-78449-4
乱丁本・落丁本はお取り替えいたします。
http://www.daiwashobo.co.jp/